自分でできる!

はじめての気功

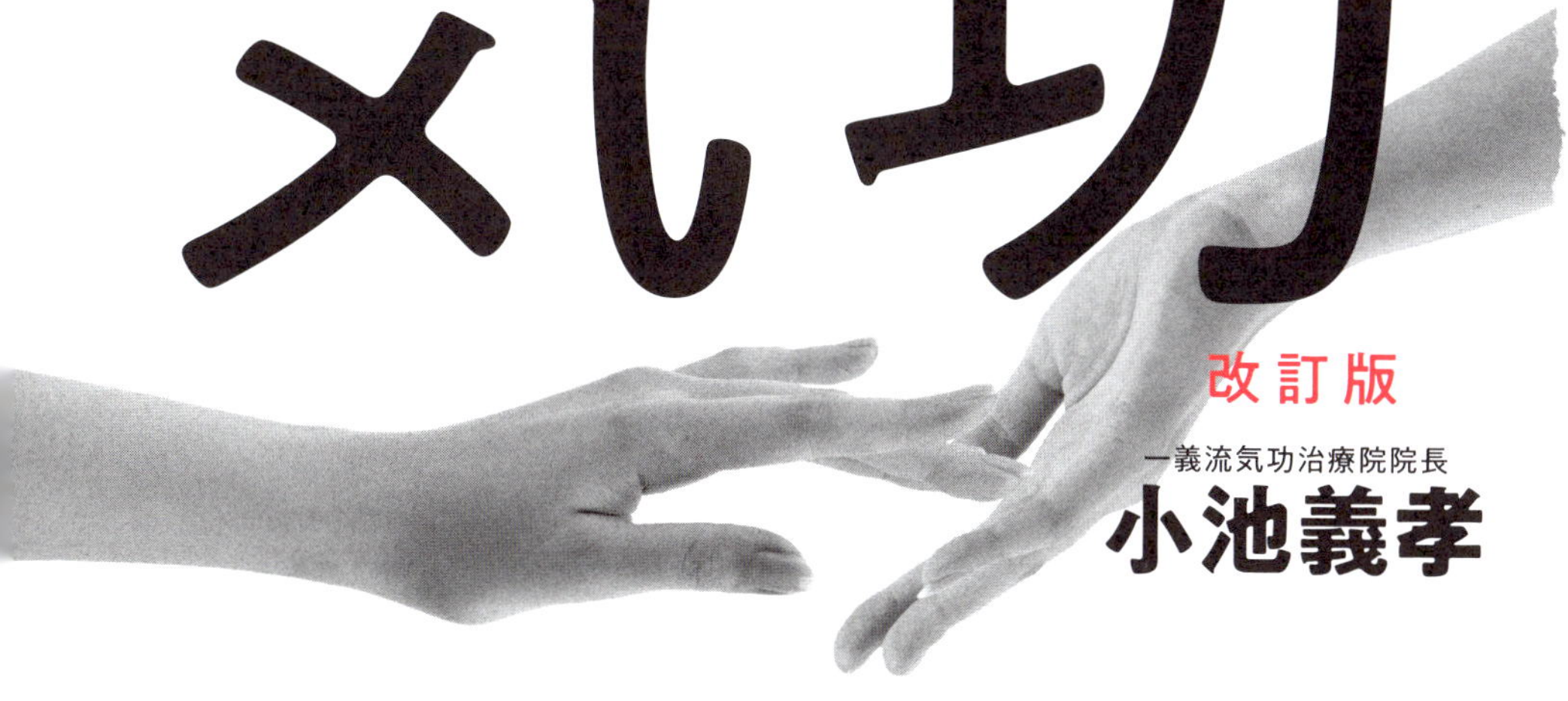

改訂版

一義流気功治療院院長
小池義孝

「指でこする」だけで
痛みとトラウマが消える!

自由国民社

はじめに

この本は、あなたの大切な人の〝痛み〟を和らげることができる方法（**気《き》功《こう》治療**）を紹介するものです。

修行も練習もいらない、簡単な治療法です。

「果たして、自分に気功治療なんてできるのだろうか？」

そう疑問に思われる方も多いかと思います。

もちろんできます。その方法を、これからお伝えします。

びっくりするくらい、簡単にできるようになります。

私はその方法を知っています。

目次

はじめに　3

第1章
気と経絡《けいらく》

気とは何か　8
経絡《けいらく》とは何か　13

第2章
痛みの原因

痛みの本当の原因は「毒出し」だった！　30

第3章
指でこすると痛みが消える！

どうやって「痛み」を消すのか？　36
実際にやってみましょう　41
［ステップ1］痛みのある場所を把握する　42

［ステップ２］どの指で痛みが軽くなるかを確かめる　44
［ステップ３］指でこすって気功治療　51
［ステップ４］痛み・張りの変化を確認　56
自分で自分に気功治療　59

第４章　毒のたまった場所がわかる！
痛みが和らいだ指で毒の場所がわかる　62

第５章　毒を出やすくする生活習慣
基本的な考え方　74
毎日の生活で身体の「毒」を減らそう　76
半身浴などの冷え取り　83
夜、ちゃんと眠る　86
毒を減らせば体質改善！慢性的な痛みからも解放される　87

第6章

心の毒出し

落ち込みやイライラが楽になる！　90
モヤモヤした頭をスッキリさせる！　93
眼がハッキリと見えてクリアになる！　94

第7章

意識すれば「気」は強くなる

意識の強さ＝「気」の強さ　98
頭の気は強く、足の気は弱い　99
前面の気は強く、後面の気は弱い　100
全身を意識して生命力を上げる　100
ケガを早く、よりスッキリと治す　101
世界で一番簡単な丹田健康法　102
丹田で心を整える、本当の自分を知る　106
胸で悲しみの辛さを癒す　109
足裏意識で経絡は活性化する　111

第1章

気と経絡《けいらく》

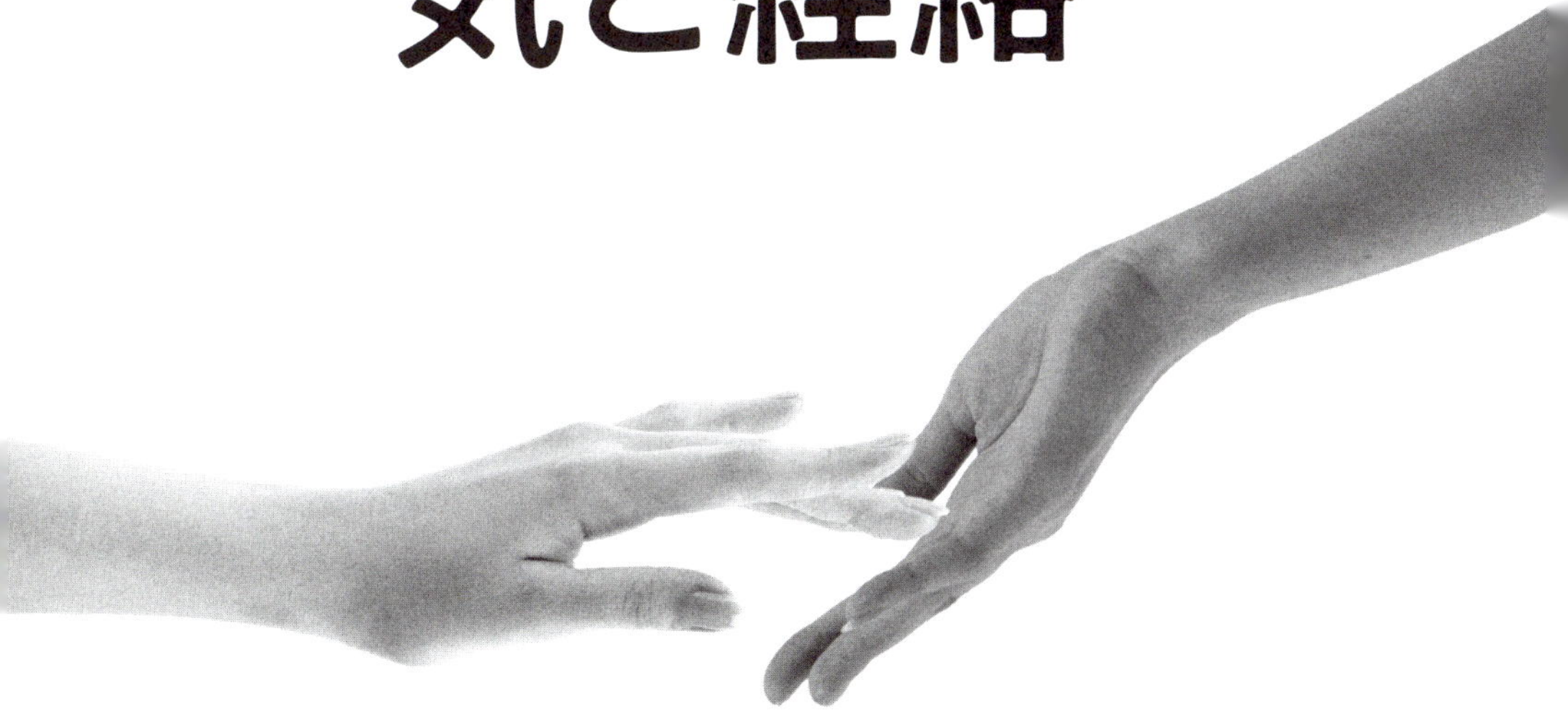

気とは何か

それでは最初に、

そもそも
気《き》とは何なのか？

についてお話しします。

正しく「気」を理解すればするほど、できることや応用範囲が広がります。

もしもご興味とお時間があるなら、気とは何か？について

ネットで調べてみてください。

その結果あなたは、気の正体について、わかったようなわからないような……

今一つ理解できていないモヤモヤした状態になると思います。

それが「気」の専門家の間での、一般的な理解の度合いなんです。

説明を読んでよくわからないのは、

実は書いている方もよくわかっていないからです。

気とは何でしょう？

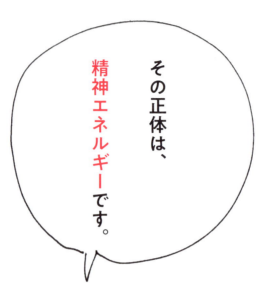

その正体は、
精神エネルギーです。

つまり「思考」「意図」「感情」「思い」など、
精神活動のエネルギーを「気」と呼んでいるわけです。

精神の動きは目には見えませんし、それを測定できる装置もありません。
けれども確かにそこに存在しています。

それが気です。

何かを考える、意図する、感情が動く、思う……
その動きのすべてが「気」であるとご理解ください。

日本語でもそれを潜在的に察してか、「気が向く」「気が滅入る」など、
精神を表現する言葉に「気」が多く用いられています。

私たち人間の身体を動かし、運営しているのは**精神**です。
人間の肉体が生きて動いているのは、「この身体を生かそう、動かそう」とする意識がその背後にあるからです。

生きよう、身体を機能させようとする「意図」

＝

身体に自然に巡っている「気」

となります。

経絡《けいらく》とは何か

「気」の大通りを、「経絡《けいらく》」といいます。

生きようとする意図が「経絡」を通して人間の全身に流れていき、肉体が機能しているわけです。

次ページ以降に掲載した「経絡図」は、それを示したものです。

ご覧になったことがある方もいると思います。

肺《はい》経《けい》

外気を取り入れて、エネルギーを交換します。
肺機能を司ります。

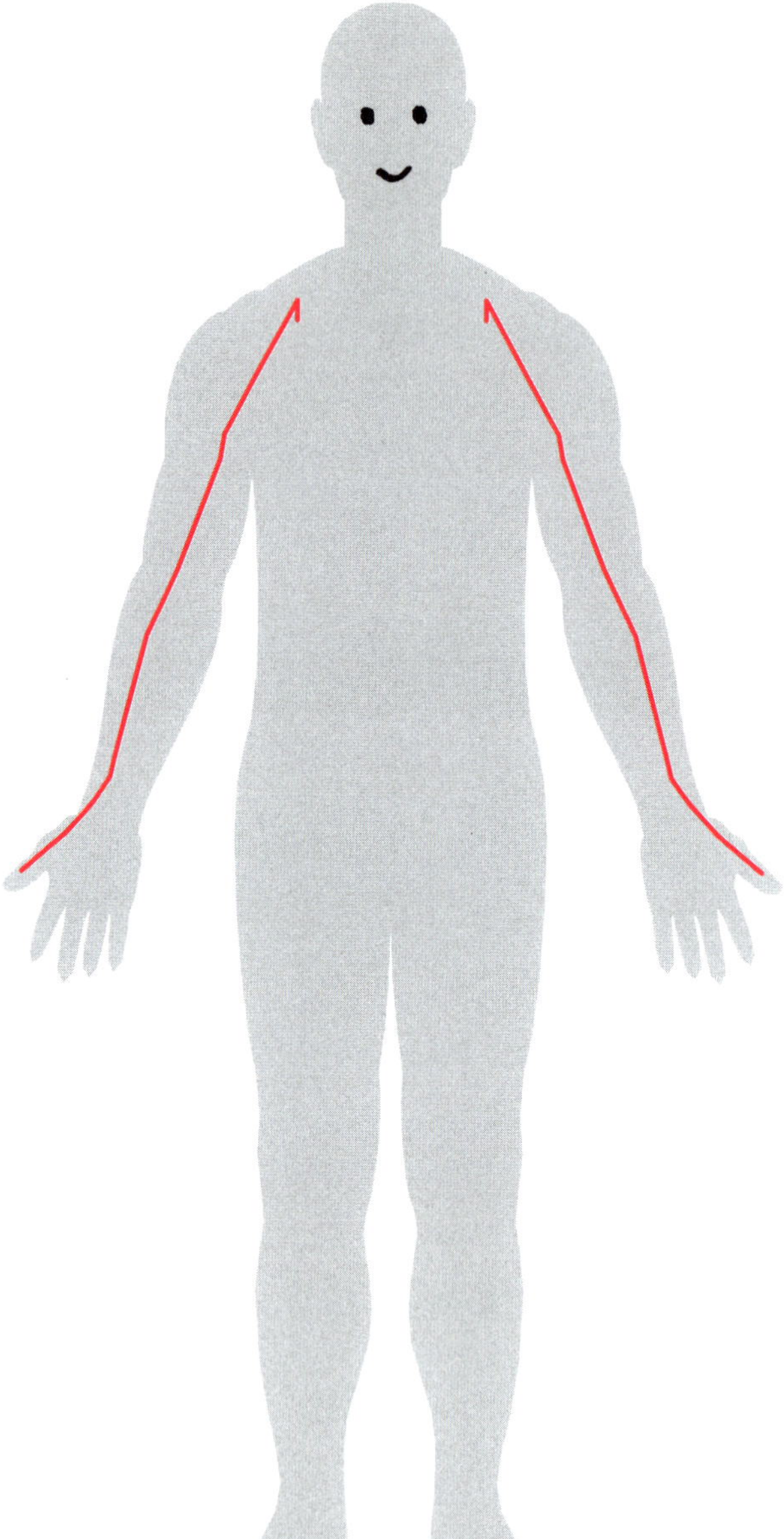

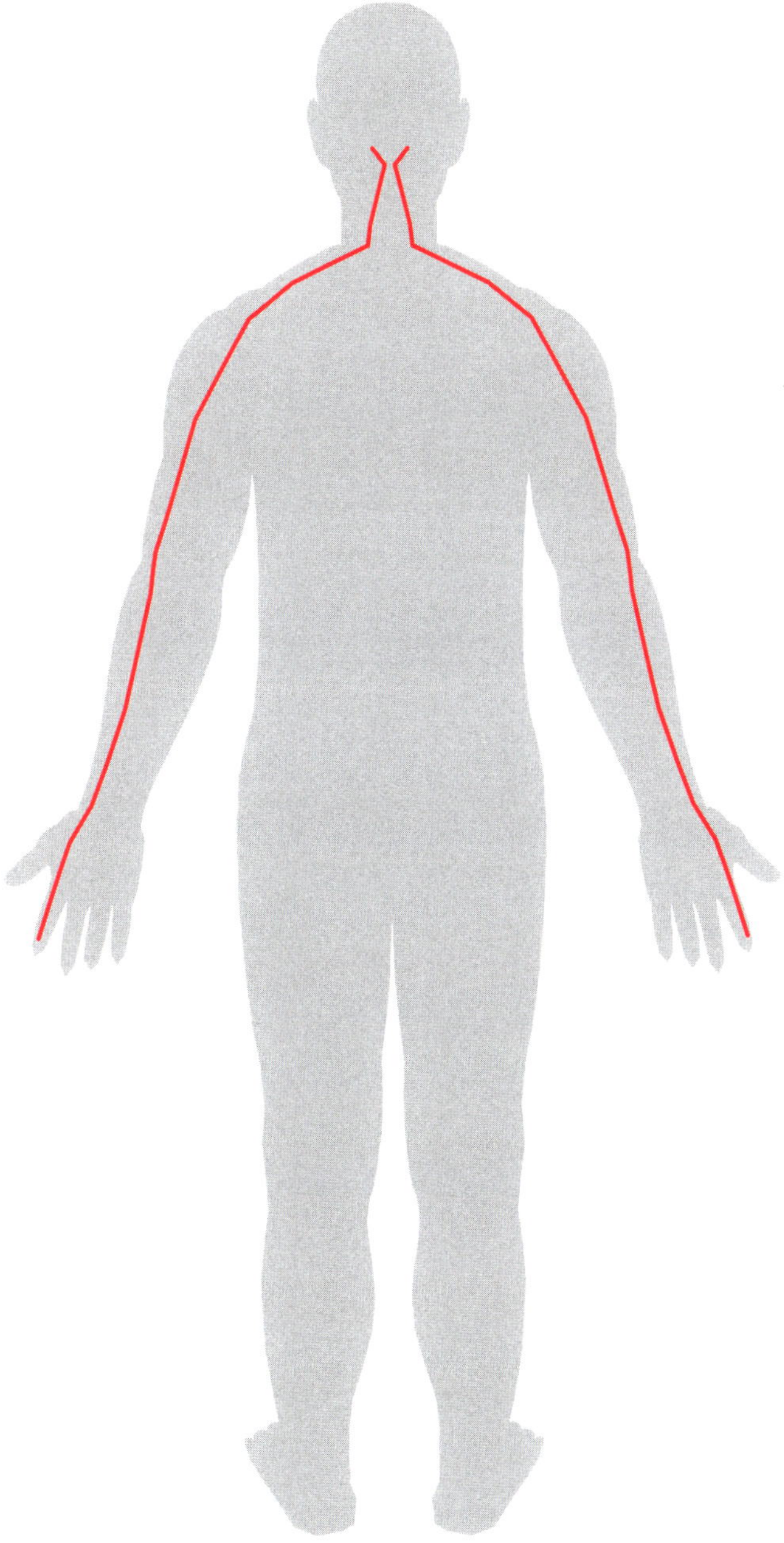

大腸経《だいちょうけい》

肺経と対をなし、外気を取り入れて、エネルギーを交換します。大腸の働きを司ります。

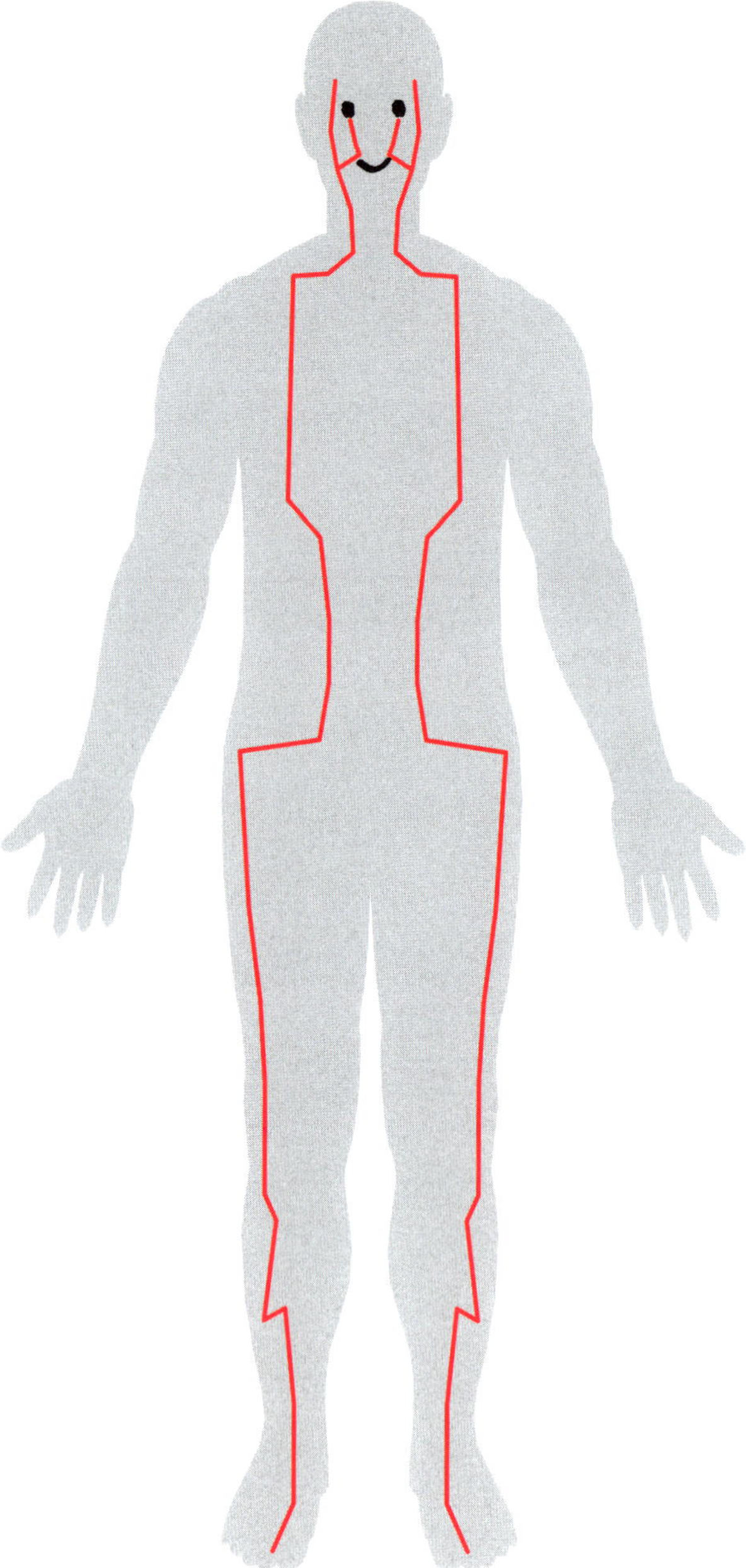

胃《い》経《けい》

気を取り入れ、消化します。
消化器機能を司ります。

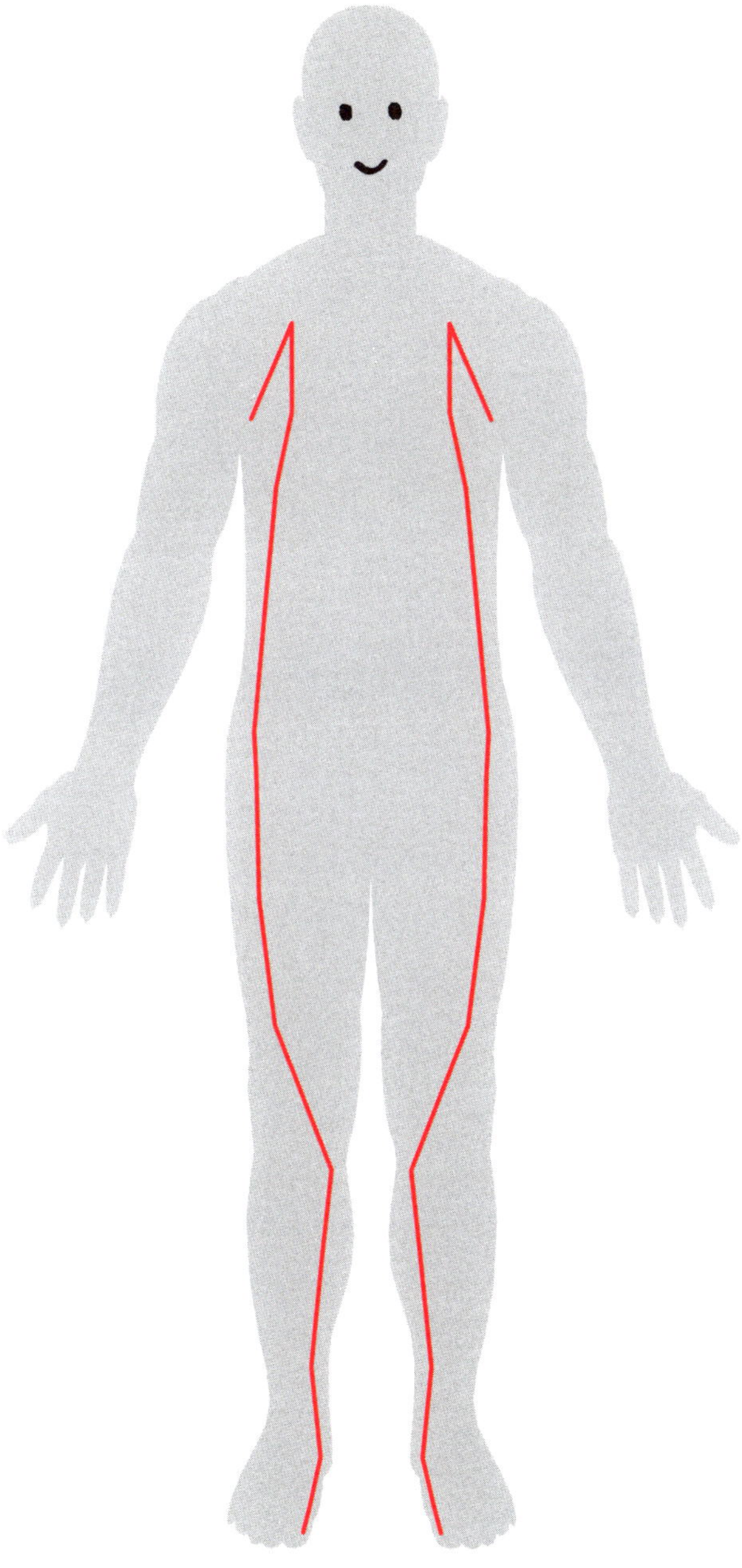

脾経《ひけい》

胃経と対をなし、気を取り入れ、消化します。
消化器機能を司り、特に膵臓と深く関連しています。

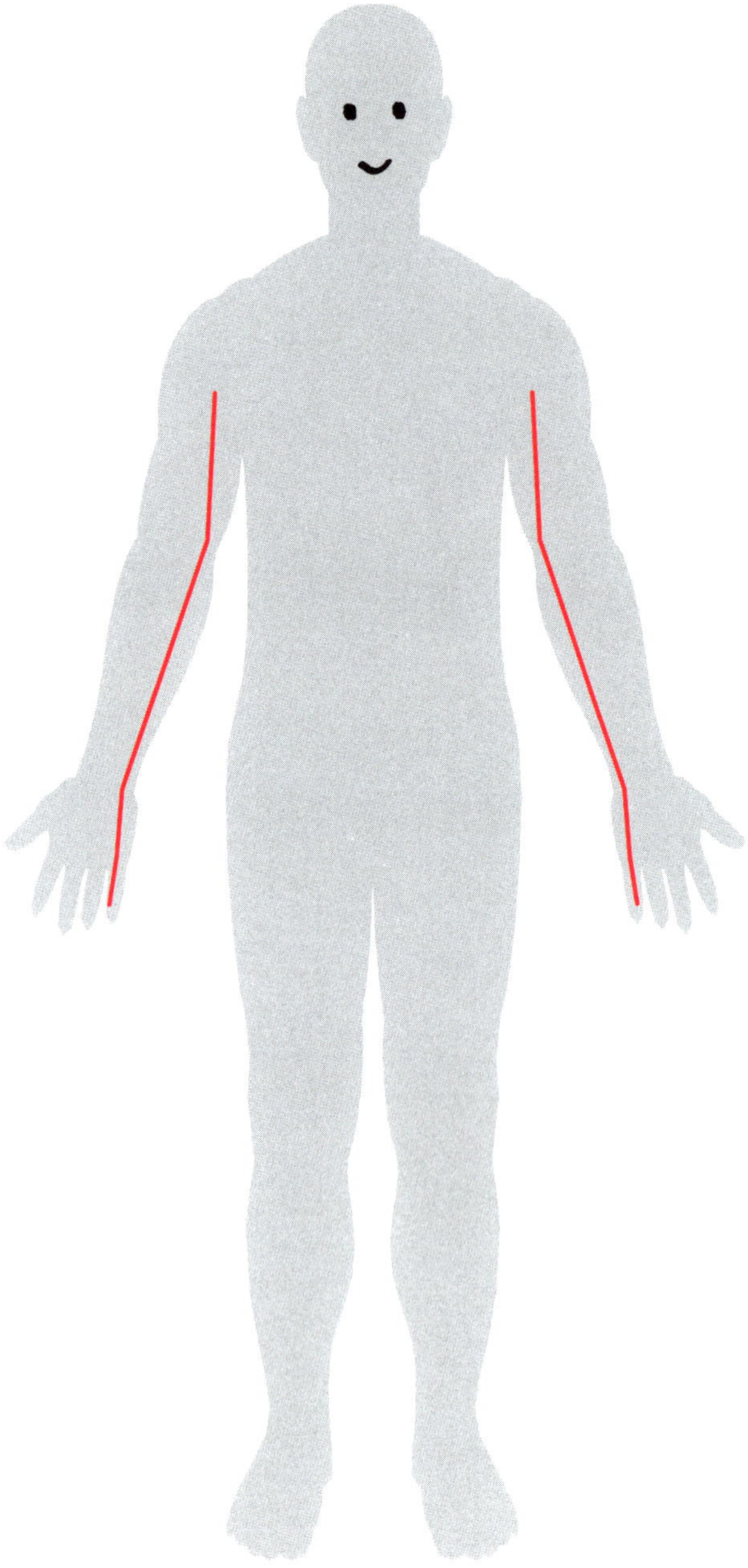

心《しん》経《けい》

消化した気を吸収します。
心と大脳の機能を司ります。

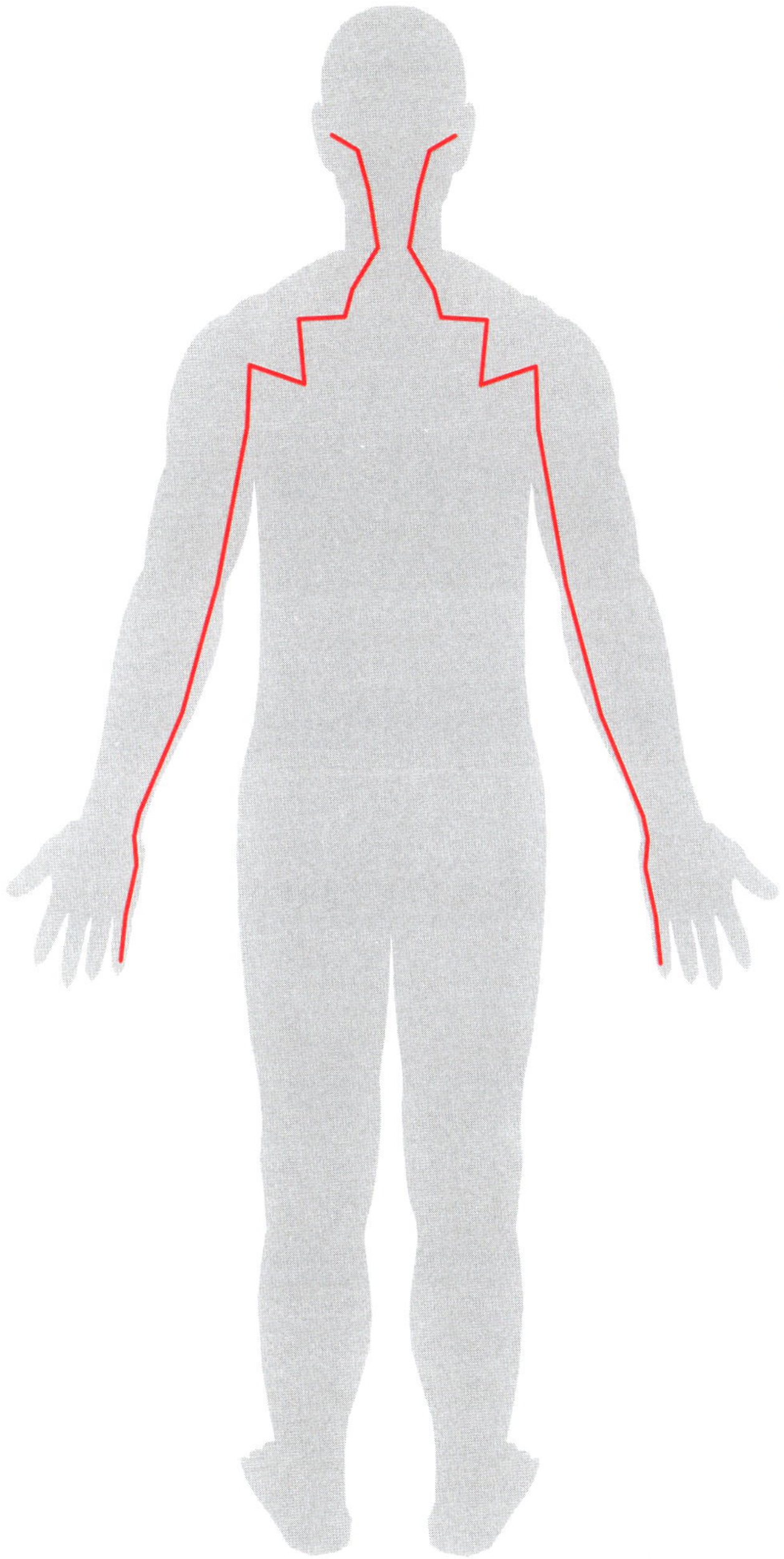

小腸経《しょうちょうけい》

心経と対をなし、消化した気を吸収します。小腸の機能を司ります。

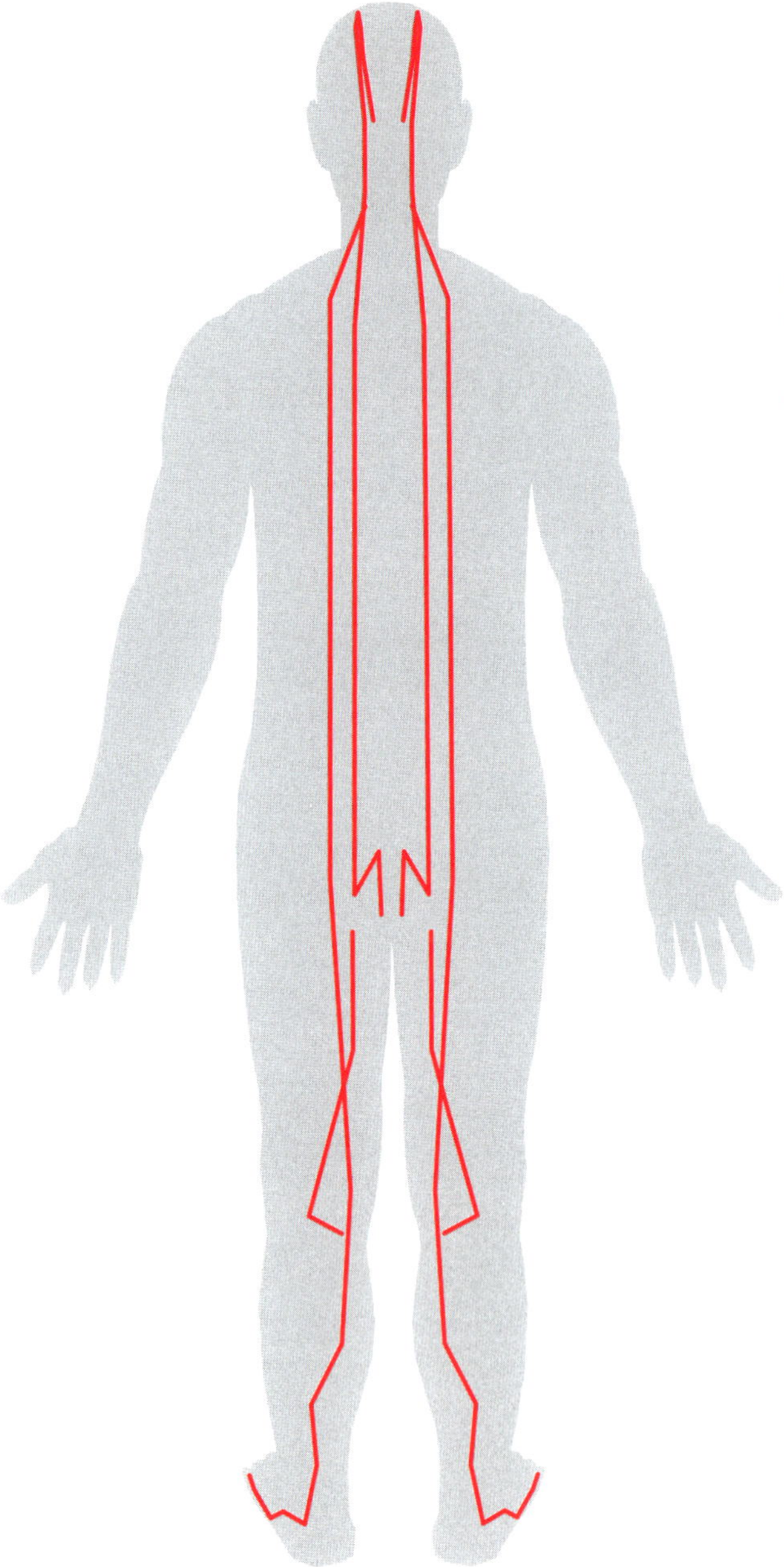

膀胱経《ぼうこうけい》

腎経と対をなし、気の配分を受け持ちます。
膀胱機能、生殖、老化を司ります。

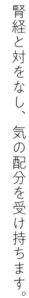

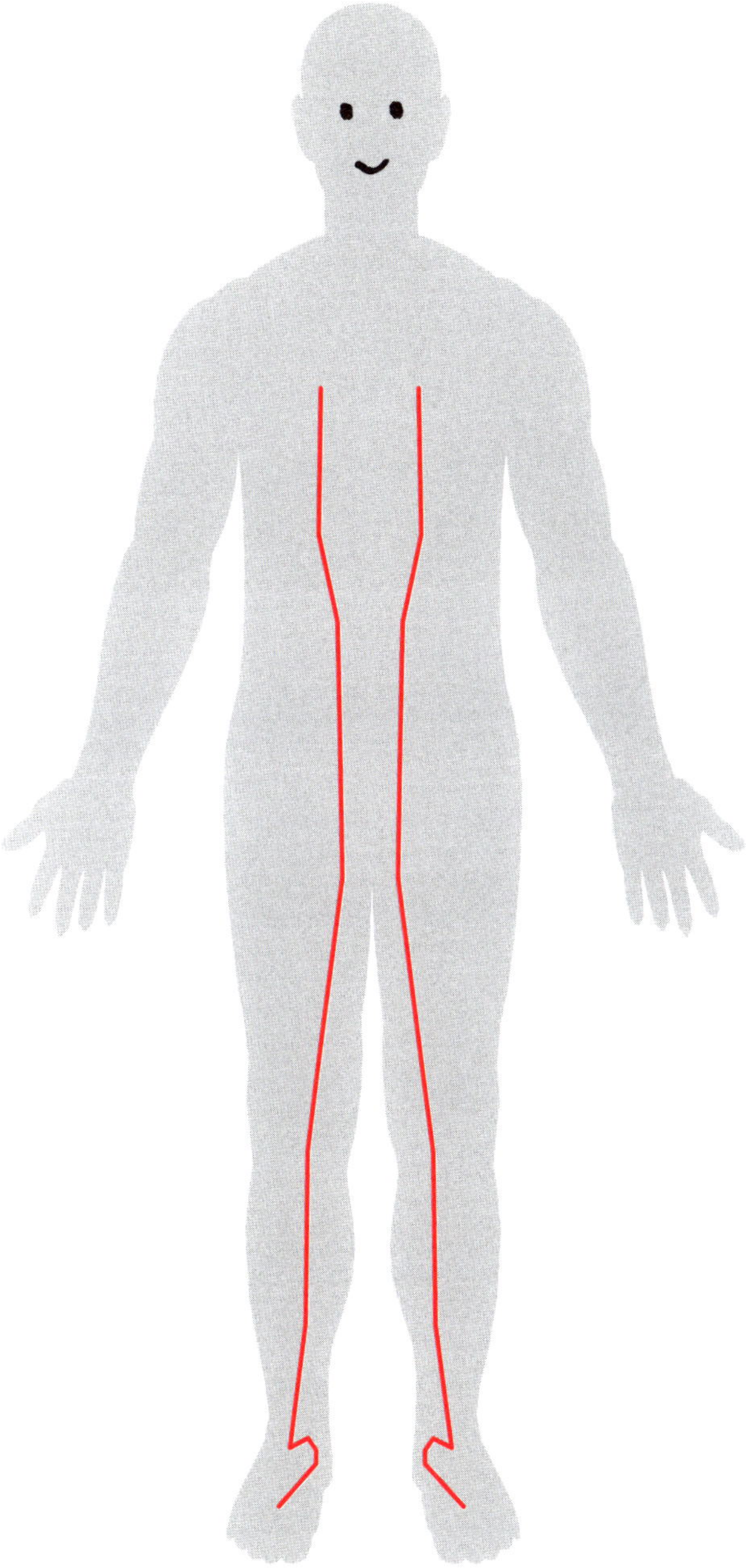

腎《じん》経《けい》

気の配分を受け持ち、精気、元気を貯蔵します。
腎臓機能、生殖、老化を司ります。

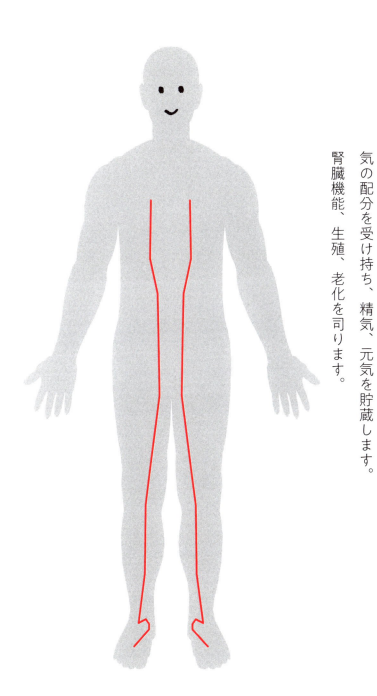

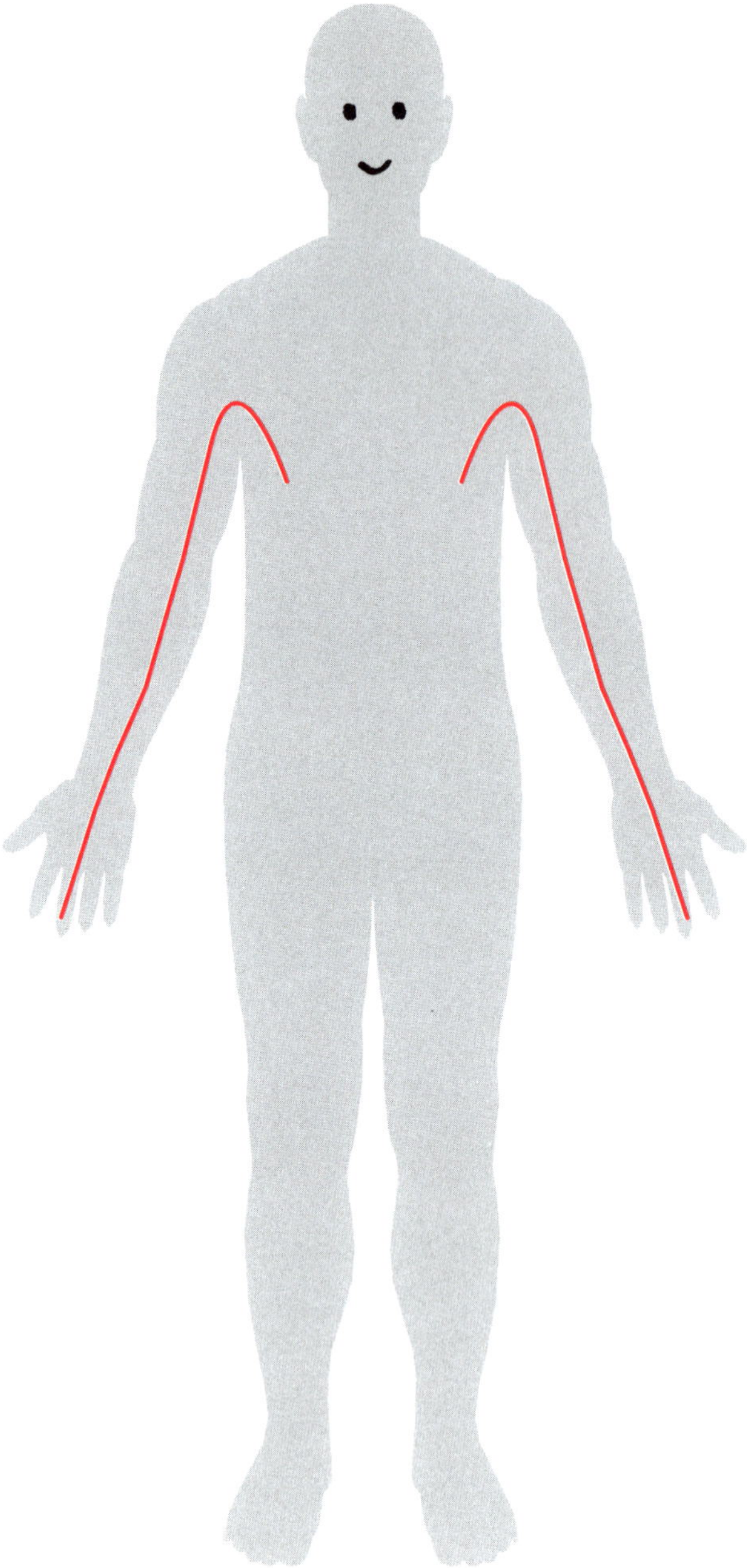

心包経《しんぽうけい》

気を循環させます。
心と心臓、血流を司ります。

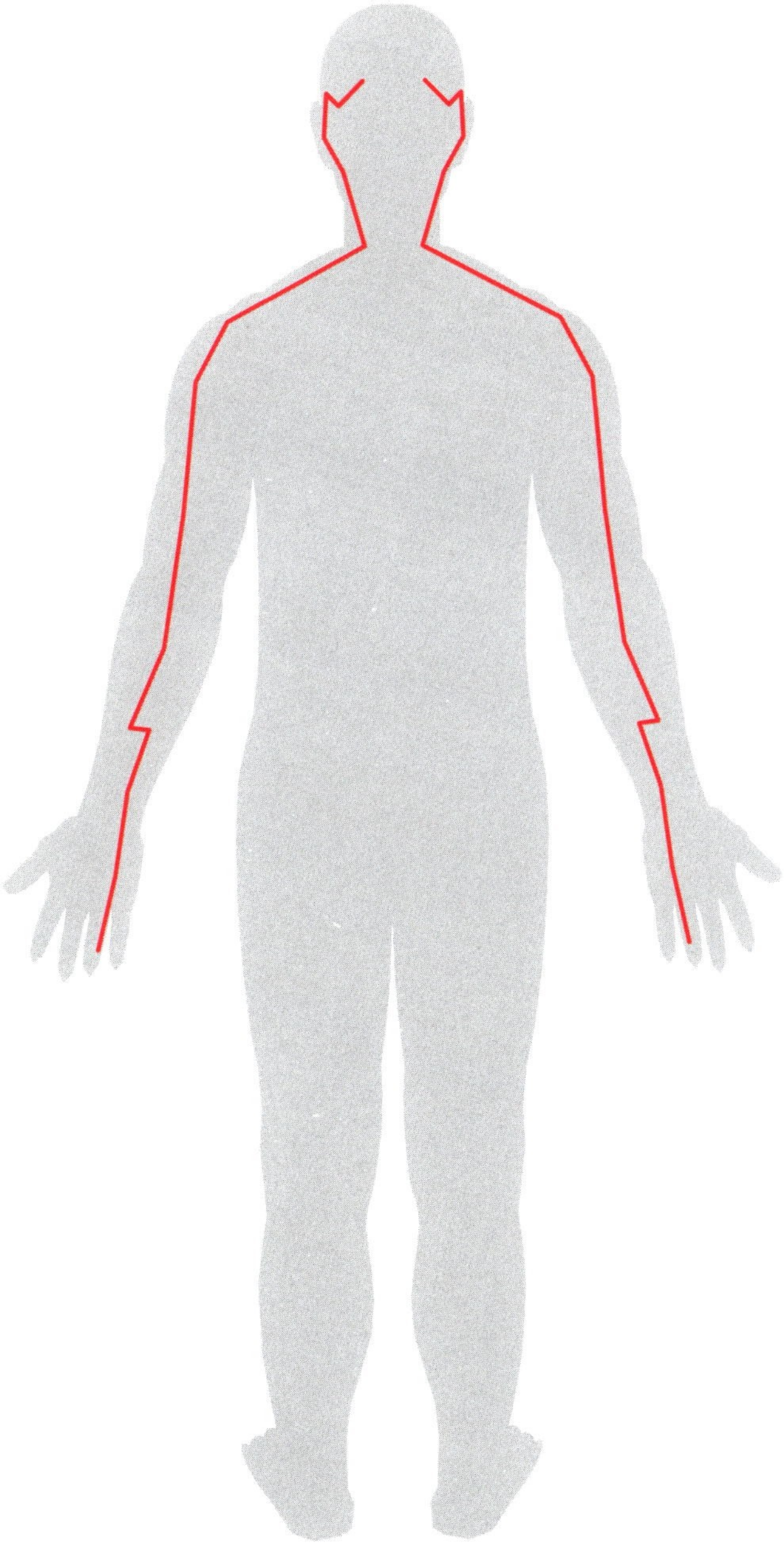

三焦経《さんしょうけい》

心包経と対をなし、同様の働きをします。体液の循環とリンパを司ります。

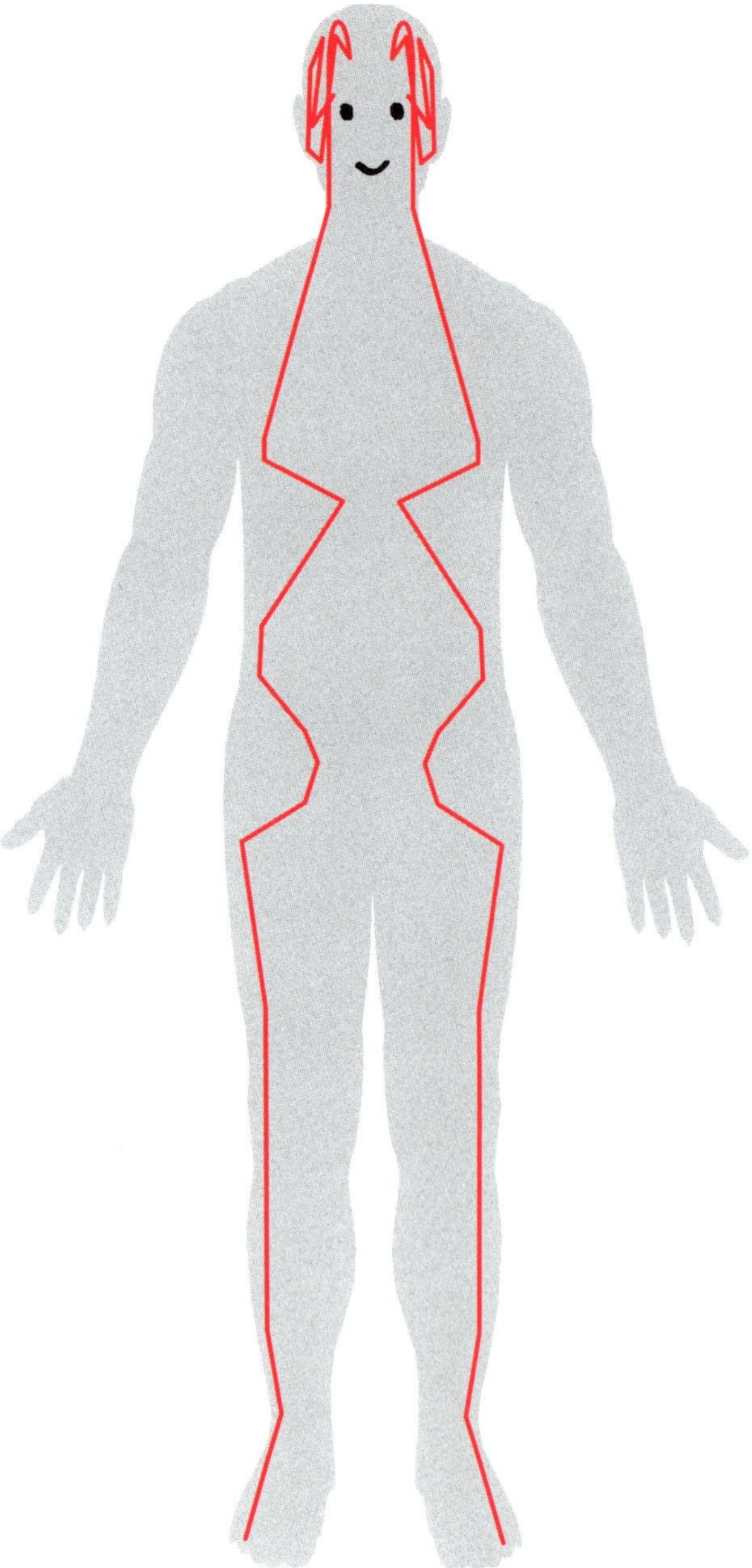

胆経《たんけい》

気を貯蔵します。
胆のう機能、エネルギー調整を司ります。

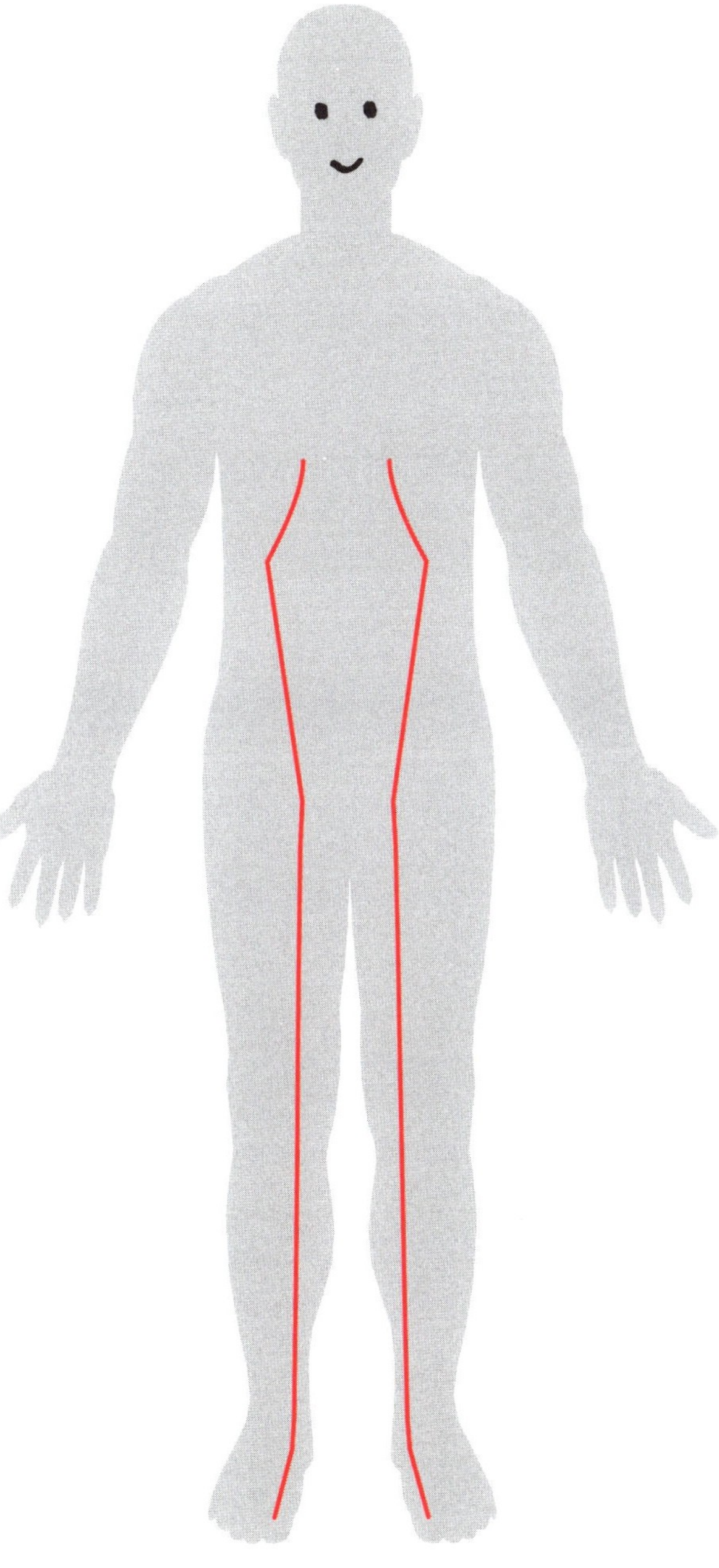

肝経《かんけい》

気を貯蔵します。
肝臓機能と血液調整、解毒を司ります。

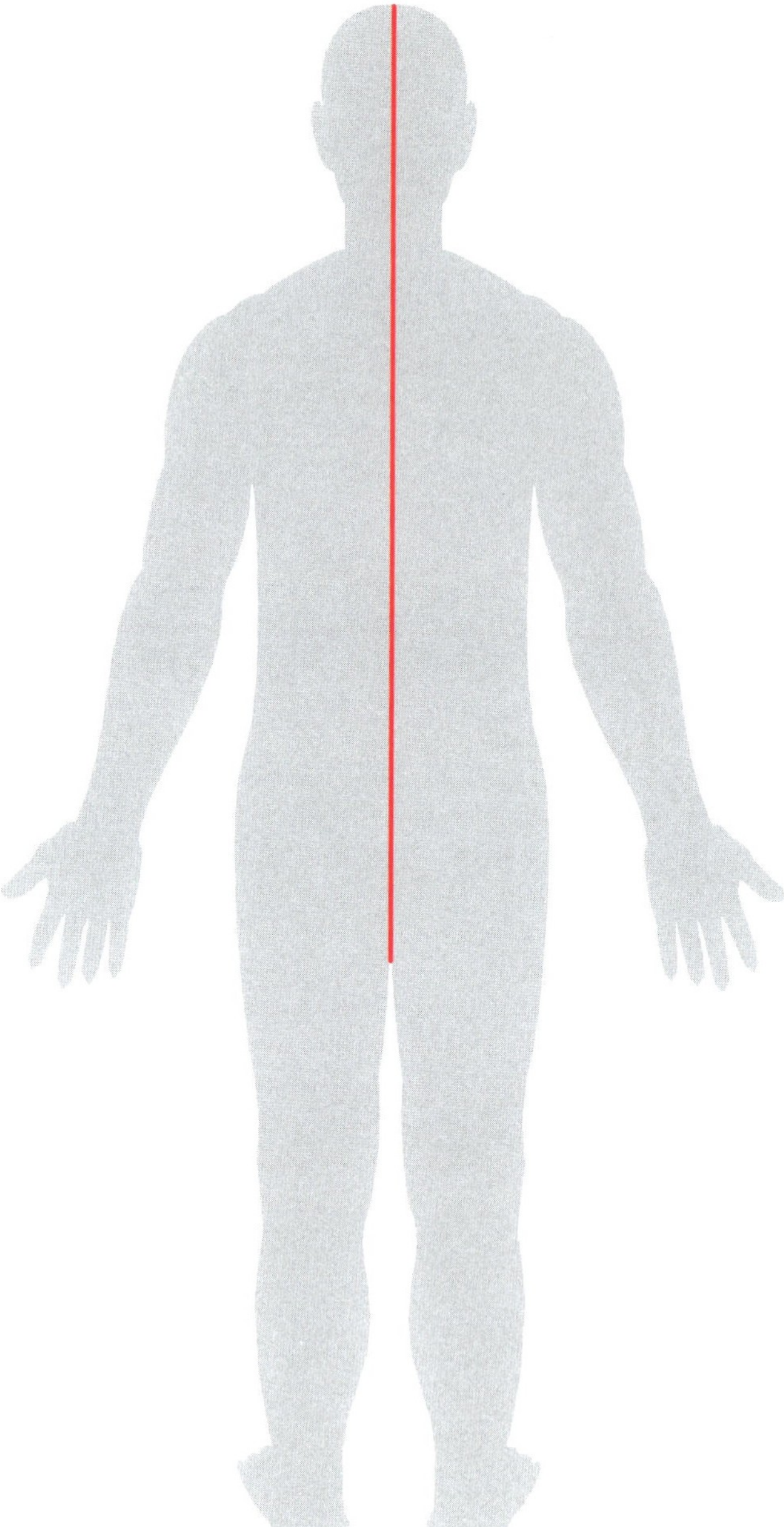

督《とく》脈《みゃく》

陽の経絡を統括し、過去の体験を司ります。

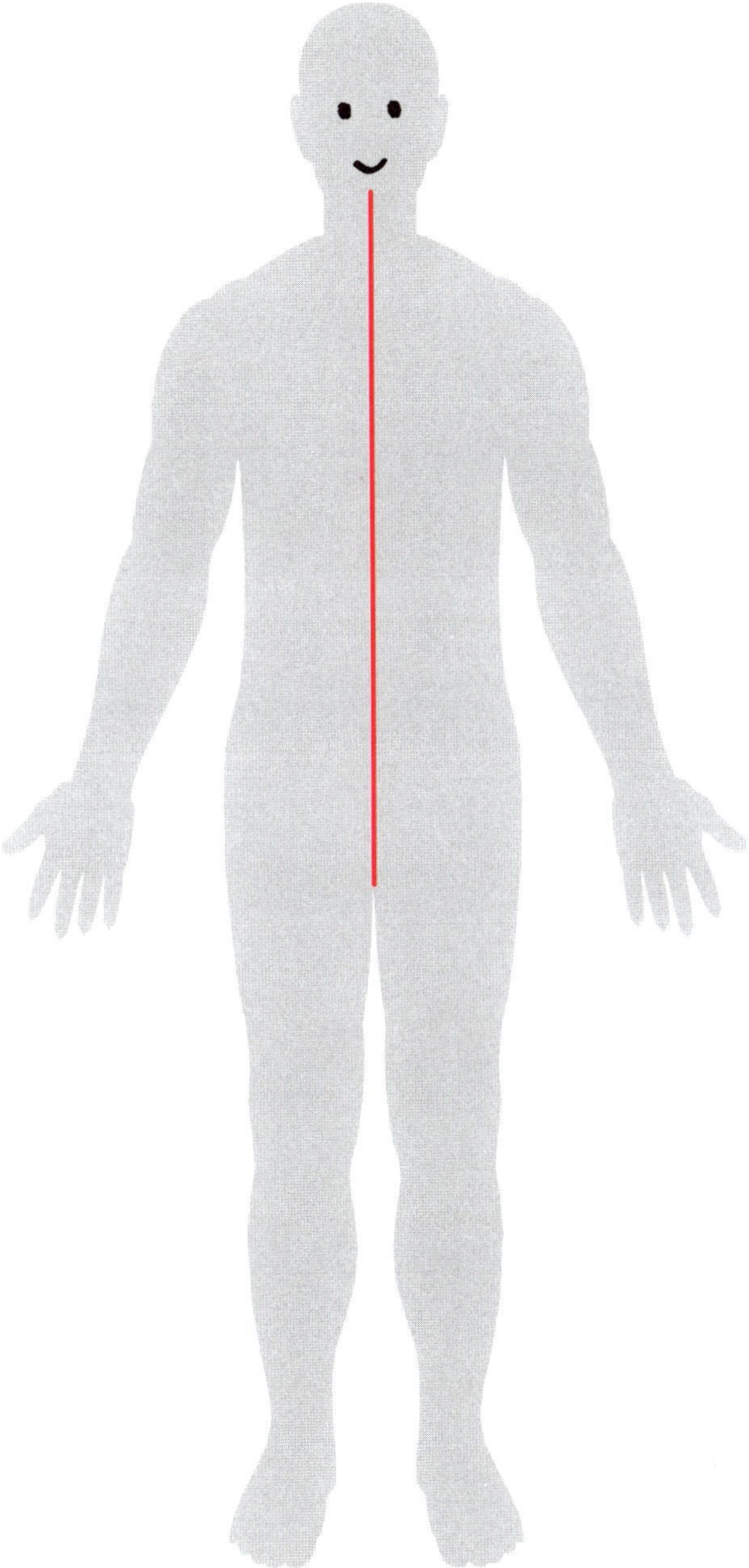

任《にん》脈《みゃく》

陰の経絡を統括し、未来への思いを司ります。

ここでは気や経絡の本質について、これ以上深く知る必要はありません。

自分の精神が気を生み出している

＋

その気が身体を動かしている

というポイントだけ、ご理解いただければ大丈夫です。

第2章

痛みの原因

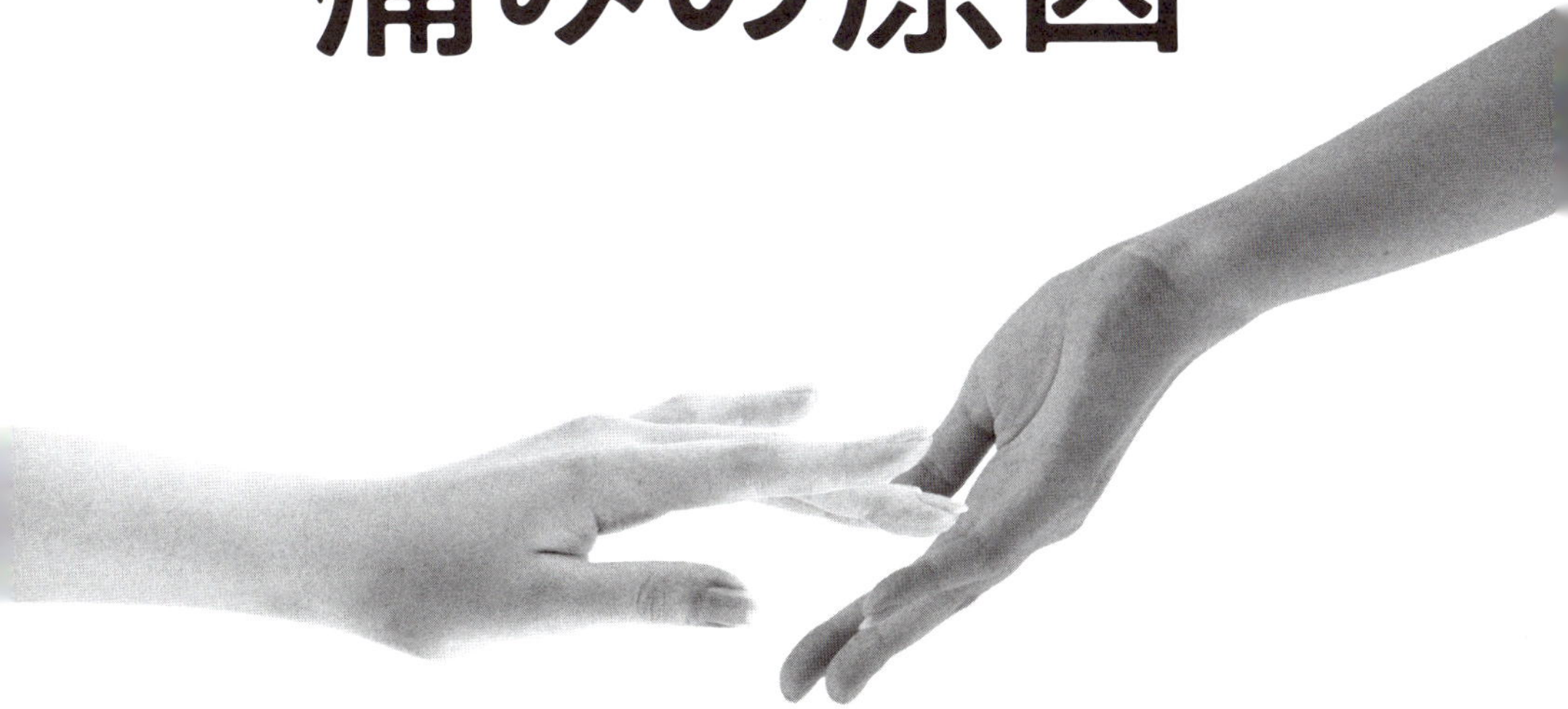

痛みの本当の理由は「毒出し」だった！

「毒出しが筋肉を硬直させ、痛みの原因になる」

こう申し上げると、意外に思われる方も多いと思います。

少なくとも医学的な立場では、こうした考え方を全くしません。

また東洋医学においても、常識とまではいきません。

気の流れ道である経絡《けいらく》の知識、そして毒を出すしくみについて知れば、このメカニズムも理解できます。

さきほど申し上げたように、人の身体には気が流れています。

その流れる道が経絡です。

気とは身体を動かし、機能させるための見えないエネルギーでしたね。

第１章に掲載した「経絡図」は、伝統的な14の経絡を示したものです。気は全身くまなく流れているものですが、その中でも大きなものを表していま す。首都圏の道路で言えば、首都高速や環状７号線のようなものです。

気の流れは身体を動かしていると同時に、
もう一つ、大きな役割があります。
それは、身体の毒を運んで外に出そうとする働きです。

排泄など他のさまざまな〝目に見える〟毒出し機能と同様に、経絡を通る気が〝見えない形〟で毒を出すことによって、人の身体はバランスを保っているのです。

毒が経絡を通ると、その場所の筋肉が硬直します。

毒の量が多ければ多いほど、硬直の度合いも激しくなり、痛みも強く感じられるようになります。

その毒出しによる緊張が長く続けば、慢性的なコリや痛みとなるわけです。

毒出しが痛みを作るのです。

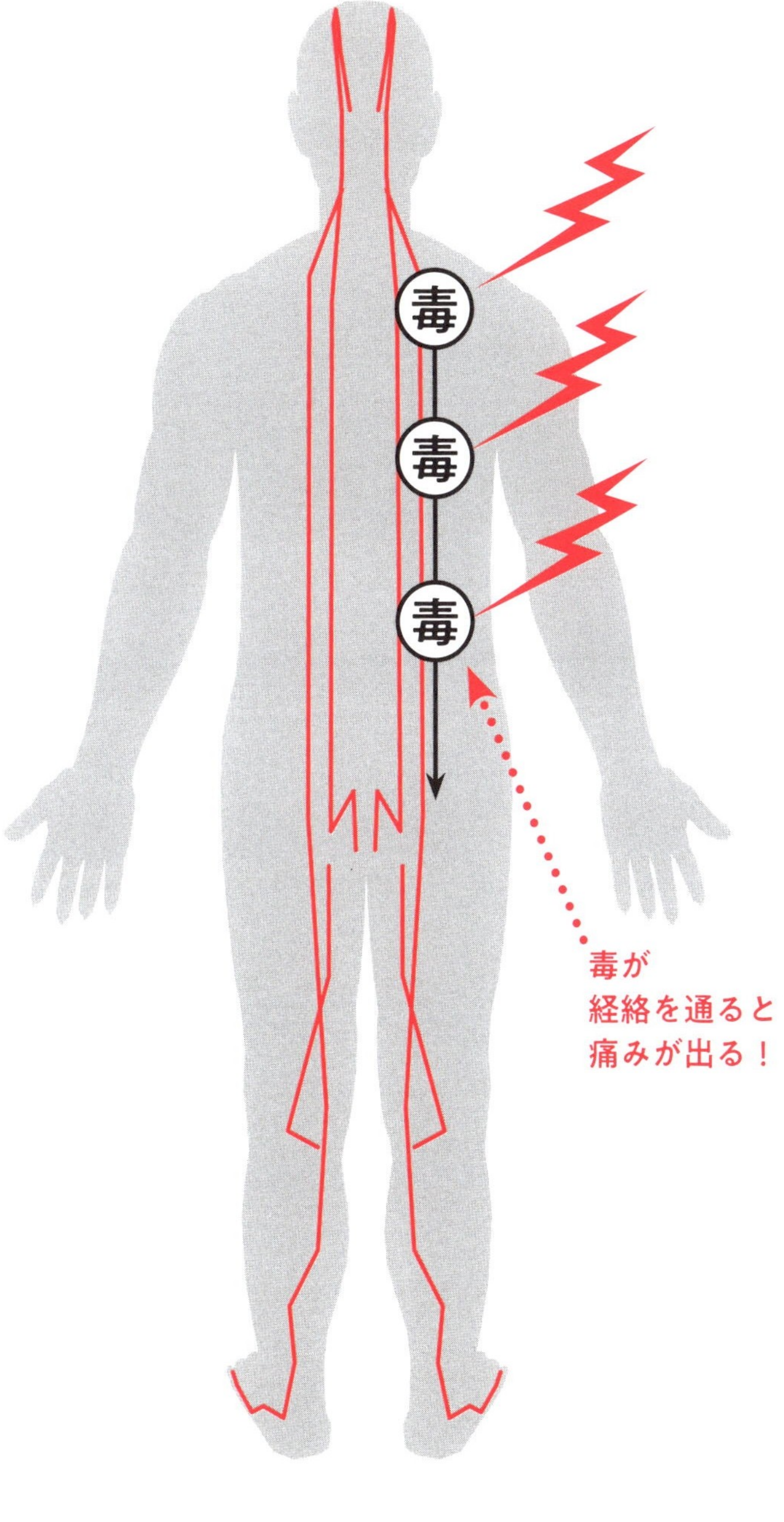
毒
毒
毒
毒が
経絡を通ると
痛みが出る！

前ページの図に示した膀胱経《ぼうこうけい》は、背中を通っています。

ここに毒が大きく流れていると、
背骨のすぐ横を縦に硬直させてしまいます。

こういった現象が、体のどこであっても、毒が通るときに起こっているのです。

第3章

指でこすると痛みが消える!

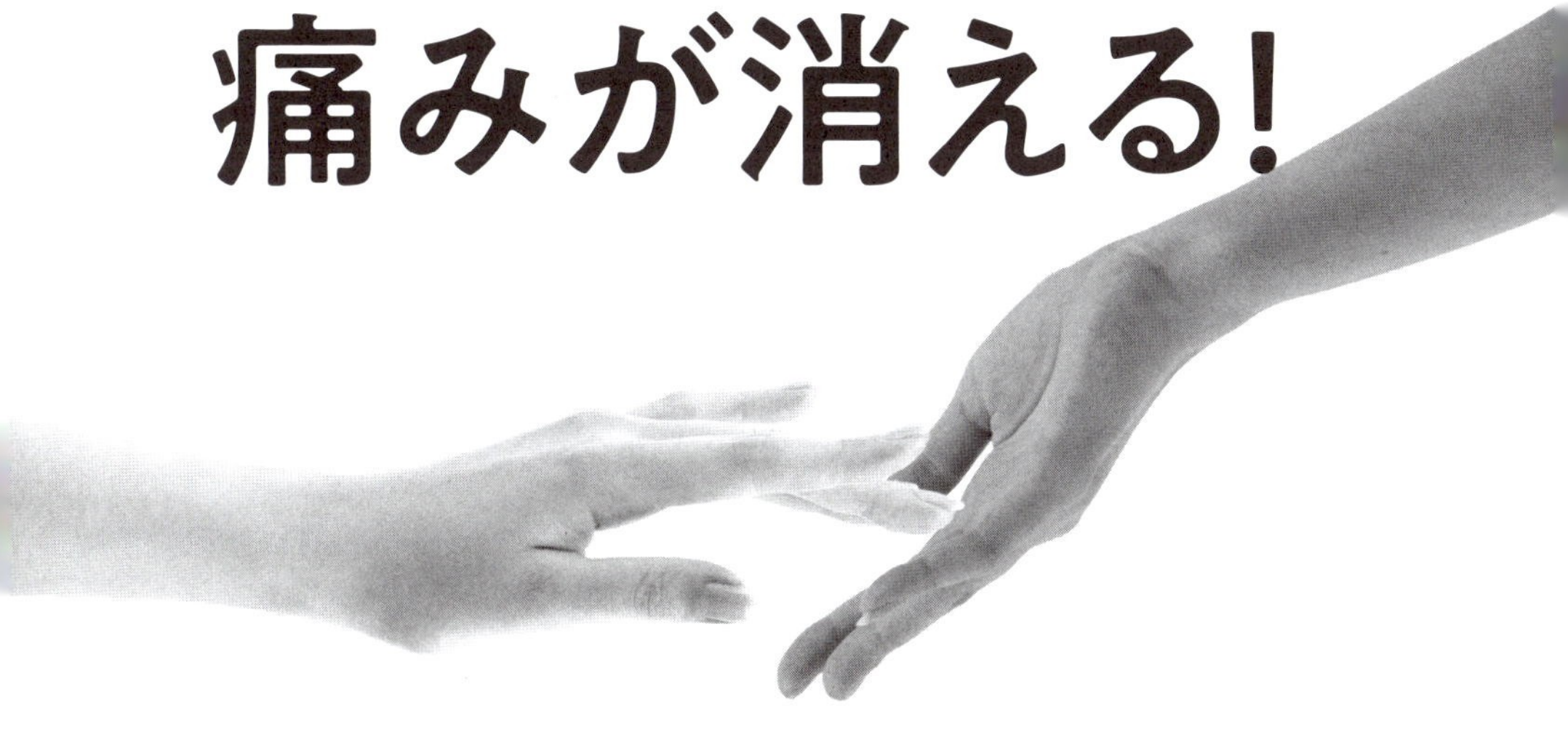

どうやって「痛み」を消すのか？

気の流れ道である経絡には、身体の毒を外に流す働きがあります。その毒が多くなると筋肉を緊張させて、コリや痛みにつながるというお話をしました。

この本で紹介する治療法は、

手指や足指の付け根を、指でこすることでその人の肩や首、頭、腰、背中などの痛みを出す

というものです。

なぜ、指でこするだけで、手足とは別の場所の痛みが消えてしまうのでしょうか？

それは、

指でこすると経絡の流れが活性化し、
毒出しが急激に加速するからです。

ここで気のお話を思い出してください。

身体に流れている気は、肉体を生かそう、動かそうという精神エネルギーでした。普段は自分一人だけの精神エネルギーで、肉体を動かしています。

気功治療では、治療をする人が加わって、
つまり二人がかりで、
肉体に気＝エネルギーを送り込むことになります。

普段は一人で行っている毒出しに、気功治療をする人が加わると、二人がかりでパワフルに毒を出していけるのです。

すると、そこで出そうとしていた毒が、徐々にではなく「一気に」流れ出ます。
経絡上から毒がなくなってしまうので、筋肉の緊張もほぐされる→痛みが消えるというわけです。

手足を指でこするのは、
どの経絡を活性化させるのかを
明確にするためです。

本書ではこれから詳しくご説明していきますが、例えば、

手の親指　↓　肺経

手の人差し指　↓　大腸経

といった具合です。

あなたがこする指に対応する経絡が、その瞬間、

一気に流れを加速させるのです。

実際にやってみましょう

それでは、試しにこの治療を練習してみましょう。

これには、原則としてパートナーが必要です。

（※ただし、一人でも毒出しは可能です。59ページ参照）

治療を受ける人は、特に具合の悪い人である必要はありません。

普段は痛みを感じていなくても、たいていは、探せばどこかに減らせる痛みがあるものです。

誰もが日常的に経絡で毒を流し続けているので、まったくその硬直がない人もそう多くはいません。

[ステップ1]
痛みのある場所を把握する

ここでは例として、「首」の痛みを和らげる方法を見ていきましょう。

首の痛みを感じていなくても大丈夫です。その場合には、痛みとまでは感じていない「筋肉の硬直」を見つけていきます。

具体的には、首をいろいろな方向に動かしてみます。

①前に倒す、後ろに倒す

首を左に倒した時に、左側の付け根が張って軽い痛みが出る。

首を後ろに倒した時に、右側が全般的に張って激痛が走る。

②右に倒す、左に倒す

③右に回す、左に回す

①～③の動きのうち、**もっとも痛みが強く出るもの**を見つけてください。

強く張るものでもかまいません。

それが特定できたら、痛みや張りの出た場所を確認して、メモしておいてください。

例えば上のような感じです。

#【ステップ2】どの指で痛みが軽くなるかを確かめる

基本的に見るのは、痛みと同じ側の指です。

つまり右側の痛みであれば、右手と右足の指で探すということです。

※体の前後の動き（42ページの①）に伴う痛みであれば、左右どちらかを試してみてください。

本書では総称として「指」と記述しますが、正確には指の付け根と「湧泉《ゆうせん》」というツボを見ていきます。

痛みのある側の手の指の付け根5カ所＋足の指の付け根5カ所＋湧泉の合計11カ所を確認することになります。

首を、どこにも曲げていない
ニュートラルの状態にしてもらいます。

最初は、痛みを感じる側の「手」から始めてみましょう。
手の指の付け根の下に、少し「ぼこっ」とふくらんだ骨があります。
そこをやや強めに親指で、

ギュッ

と押し込んでください。

強さの程度は、痛みを感じるほどではないけれども、明らかに「強めに押されている」と感じるくらいです。

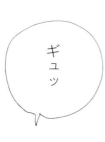

順番は親指からでも小指からでもよいです。
押すのは一カ所ずつです。

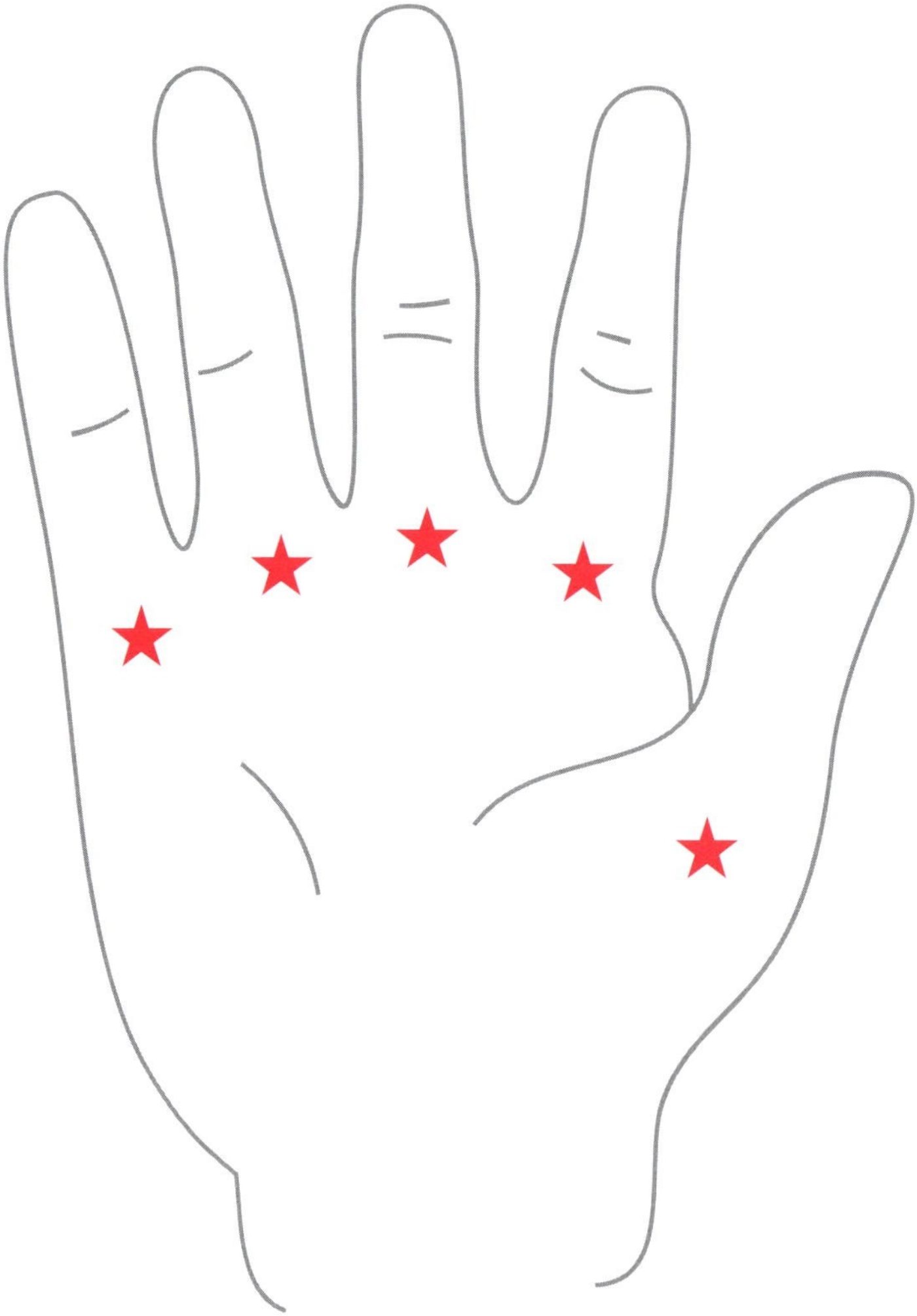

首を左に倒した時に、左側の付け根が張って軽い痛みが出る。

手の親指	×	足の親指	◎
人指し指	×	人指し指	×
中指	×	中指	×
薬指	○	薬指	×
小指	×	小指	×
		湧泉	○

それぞれ押しながら、痛みや張りが出た時の動きをします。

※ゆっくりと動かしてください。

押した時に「痛みや張りが軽くなったかどうか」を確かめてください。

ここでは、

×まったく変わらない。

○少し軽くなった。

◎かなり軽くなった。

の三種類の答えがあります。

軽くなった程度をメモして、覚えておいてください。

手の指がすべて終わったら、次は足の指で同じことをしてください。

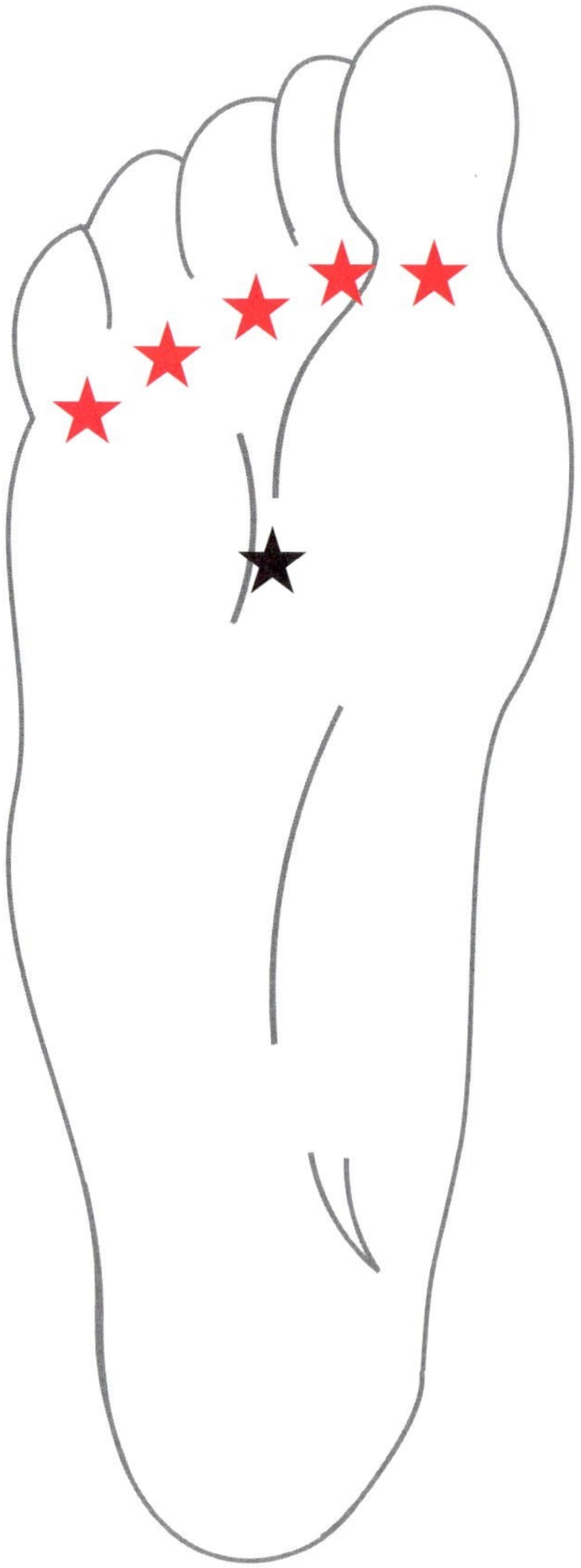

図の★の場所に、**湧泉**というツボがあります。

足は5本の指の根元と、この「湧泉」の6カ所で試します。

痛み・張りが軽減する場所は、通常は一つではありません。

1　足の親指
2　手の薬指
3　湧泉

複数の箇所で結果が出ることの方が多いです。
軽減される程度が違いますから、それに順番を付けてメモしておいてください。
「足の親指が一番、手の薬指が二番、湧泉が三番」といった具合です。

ここで注意点です。

何度も首を曲げて確認している内に、次第にストレッチのような感じになってわからなくなってしまう場合があります。
痛みや張りを感じたらすぐにストップして、伸ばしきらない方が判断に狂いが出ません。

そしてもう一つ、注意点があります。

張りが軽くなる場所では、通常よりも大きく曲げることができるようになります。

そこに注意を向けていてください。

よくあるケースなのですが、張りが軽くなってより曲げられるようになってい
るのに気付かず、

「同じように痛い。変わらない」

と申告されるケースがあります。

張りが起こる場所まで曲げていけば、本人としては同じように張って痛いと判
断してしまうわけです。

実際には張りが軽減されて、動かせる範囲が広がっています。

［ステップ３］指でこすって気功治療

ここでいよいよ、気功治療に入ります。
今この瞬間が、人生で初めての気功治療という方も多いでしょうね。
大丈夫です！　**あなたは絶対に結果を出せます。**
私はまだこの方法で結果が出なかった人を見たことがありません。

痛み・張りが軽くなった「一番」と「二番」がターゲットです。

指の付け根から指先に向かって、軽く「スッ」と指でこすってください。上からでも下からでもかまいません。

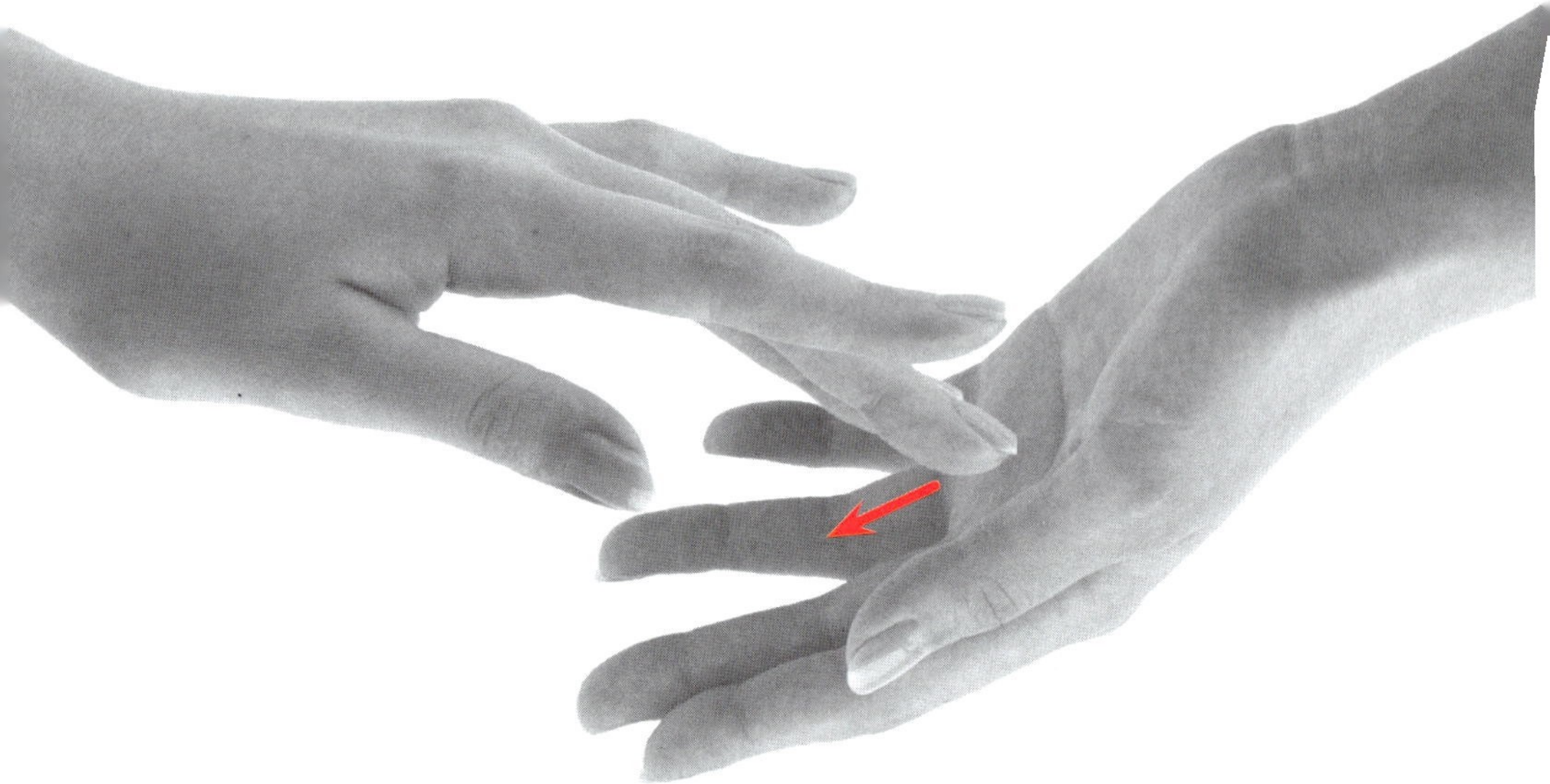

上の写真のような感じです。この例では左手の薬指の付け根から毒をこすり出しています。

使う指は、人指し指でも中指でも、やりやすいようにしてください。

ただし「湧泉（48ページ図の★）」だけは指先でこするのではなく、足の反対側（足の甲側）から軽く触れて、毒を「押し出す」ようにします。

そして、こすっているとき、次の「意図」を持ってください。

こすっている経絡の流れが、
「ドバーッ」と良くなる

＋

気に乗って運ばれている毒が、
「どんどん」外に出される

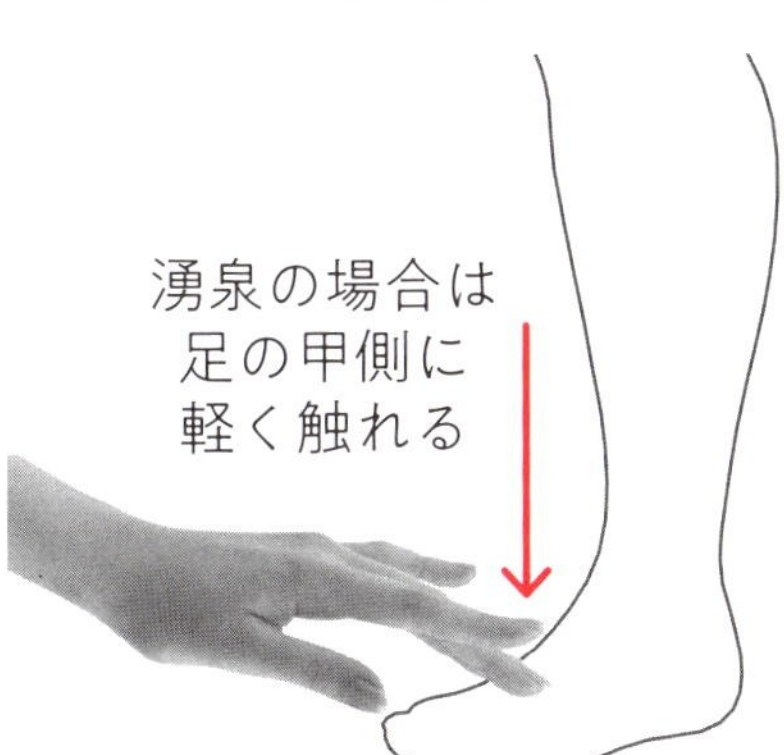

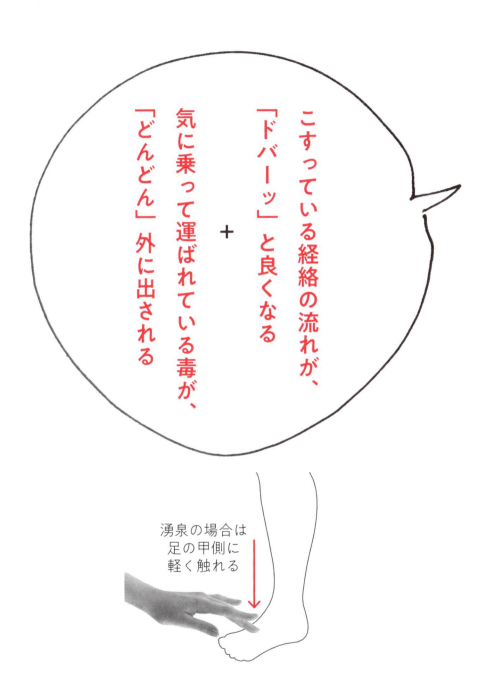

そのまま2~3分くらい、この意図を持ち続けながら、こすって（触れて）ください。

この気功治療は、「良い気を送る」といった種類のものではありません。「意図を明確にして、身体を動かしていく」ものです。

真剣に気合を入れて唱えるようにしなくても大丈夫です。何となく、そんな風に〝ぼけっ〟と思っていれば大丈夫です。

気をまったく感じていなくても、これといった手応えがなくても構いません。

ここでの注意点です。

治療を受けている人は必ず、首の位置をニュートラルに保ってください。

結果が気になって、何度も何度も首を倒して途中経過を確かめようとする方がいます。それをされるとストレッチ効果なのか治療の効果なのか、判断がつかなくなります。

ここで「ストレッチでも治るなら、それでも良いのでは？」と思われるかもしれません。

ストレッチでも確かに軽減はされるのですが、その質がまったく違います。

ストレッチは筋肉の表面からゆるむのに対して、この気功治療では逆に芯からゆるむのです。

【ステップ4】痛み・張りの変化を確認

治療していた手を離して、
痛み・張りが出た同じ動きをしてみてください。

そして最初の痛みと比べて、
どの程度、軽くなったのかを確かめてください。

その時に、首を曲げる様子についても観察をします。
最初に比べて、動きがスムースになっていたり、より大きく曲がるようになっています。

軽減する場所の三番手、四番手があれば、そちらも同じように治療してみてください。

一番と二番を治療しても残ってしまっていた痛みと張りが軽減され、さらに良くなっていきます。

五番手、六番手と延々と行ってもよいのですが、後半になればなるほど、変化の差は小さくなります。

以上が本書の基本となる、痛みの気功治療法です。

＿＿＿＿＿を＿＿＿＿＿＿＿＿ときに、
＿＿＿＿＿が　張る　／　痛みが出る。

手の親指 →	足の親指 →
人指し指 →	人指し指 →
中指 →	中指 →
薬指 →	薬指 →
小指 →	小指 →
	湧泉 →

【首】だけでなく、【腰】や【肩】、【ひじ】、【ひざ】など、首以外の身体の場所についても、同じようにいろいろ動かしながら行います。

【ステップ1】痛みや張りを感じたときの動きをメモする（42ページ）。

【ステップ2】手足の指と湧泉を押して痛みが軽くなるところを見つける（◎○×で順位をつける。44ページ）。

【ステップ3】その経絡から毒をこすり出してください（51ページ）。

自分で自分に気功治療

ここまでご覧になられて、「自分で自分にはできないの？」と思われた方も多いのではないでしょうか。

この本の初版では、完全に他人に行うものとして書かれていました。しかし数人から、自分に試してみたというご報告を受けました。毒が排出される感覚があった、痛みが和らいだ、といった効果を実感されたというのです。

検証してみたところ、自身の健康法として十分に成立いたします。

そこで、健康法としてのメソッドをご紹介します。

とは言うものの、やり方は同じです。他人に対する治療法として行っていた同じ段取りを、自分に行えば良いのです。

ただ触診は、場合によっては難しくなります。足の指で検査をする時、どうしても屈んだりねじったりといった動きがあります。痛みを確認する動きが制限され、変化がよく解らなくなります。背中や腰などは、難しくなるでしょう。

けれども、それは大きな問題ではありません。検査ができない分、効率は落ちますが、とりあえずやってみれば良いのです。

いちいち一本ずつは面倒だという方は、大雑把に片手の指全部、片足の指全部、といった具合にこすっていただいても構いません。また対応する硬さや痛みがなくても、経絡の活性化による毒出し促進の健康法として実践できます。

83ページの「半身浴などの冷え取り」で、経絡を活性化する入浴法をご紹介しています。温度設定を少し低くして入るだけの簡単なものですが、効果は絶大です。入って30分以降、出る前に湯船の中で浸かりながら行うのがお勧めです。

第4章

毒のたまった場所がわかる!

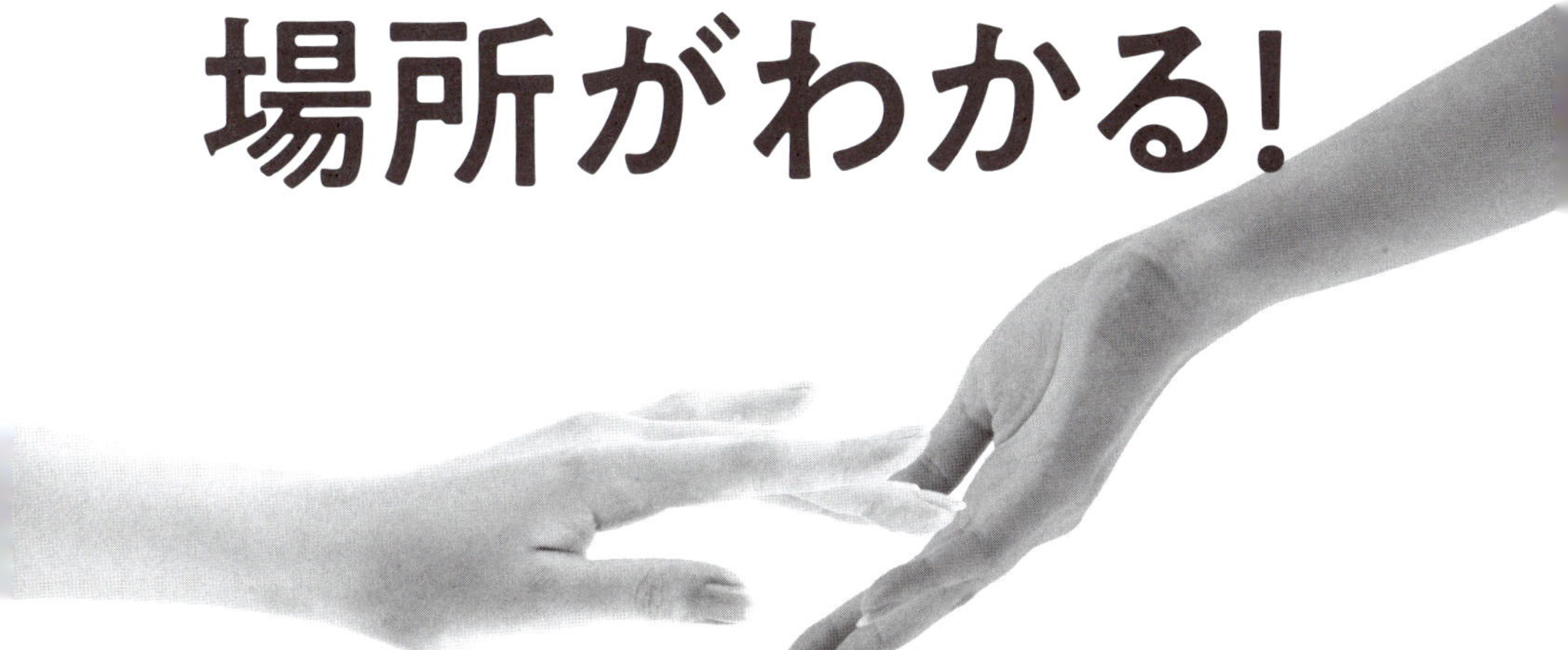

痛みが和らいだ指で毒の場所がわかる

経絡は、心身の毒を運んで最終的に外に出す役割があります。

そして**経絡にはそれぞれ、深く関わっている身体の部分があります。**

このことから、どの指で痛み・コリが和らいだかによって、その毒がどこにたまっていたかが判明するのです。

大腸経、膀胱経といったように、ほとんどの経絡には内臓の名前が付けられています。大腸経＝大腸を動かすための経絡ではないのですが、大腸の機能に大きく関わっているために、そう名付けられています。

身体の機能からしてみれば、**大腸の毒を外に出すには、大腸経が行いやすい**ということなんです。

「どの内臓に毒がたまっているのか」が判明すれば、日常生活を送る上での参考材料になります。例えば肝臓であったら、アルコールや不必要な薬は飲まないようにしよう、といったように気を付けられます。

ただここで注意が必要なのは、大腸経だからといって、その毒が１００％、大腸にあるとは限らないという点です。

なぜなら経絡と経絡はつながっており、毒を移動させることもできるからです。ですから大腸経で反応があったとしても、それが肝臓の毒であったというケースもあり得るわけです。肝経が何らかの事情で毒を出し難くなっていれば、他の経絡に動かして毒を出そうとするのです。また肝経だけでは流せないような量の毒を一気に出そうとした時に、他の経絡にそれを分担させることもあります。

これからご紹介することは、あくまでも傾向と目安としてご活用ください。実感としては、**およそ7割程度**の確からしさで言えると思います。

手の親指「肺経」（14ページ）

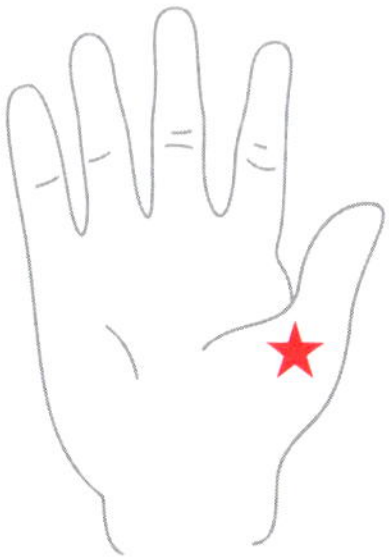

対応する内臓は**肺**です。

日常生活ではタバコや排気ガス、粉塵など、肺に負担をかける要素を減らしてください。

手の人差し指「大腸経」（15ページ）

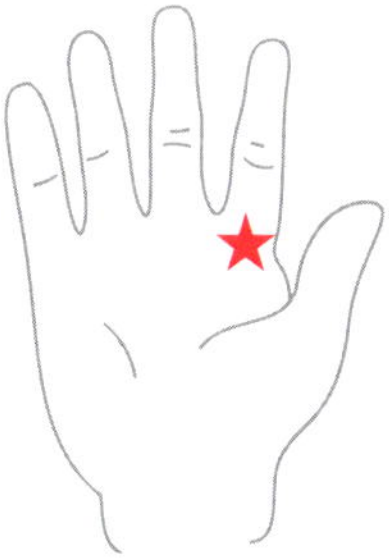

対応する内臓は**大腸**です。

食生活で大腸への負担を減らしてください。動物性の物は全体的に大腸に負担をかけます。特に牛や豚などの獣肉は禁物です。牛乳やヨーグルトなどの乳製品も負担になります。

また当然、食べ過ぎも大腸に負担をかけます。

手の中指「心包経」（22ページ）

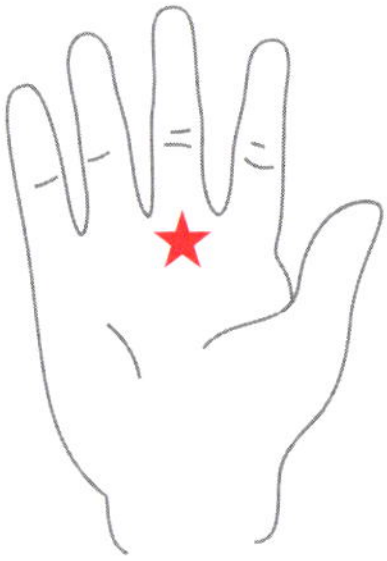

対応する内臓は**心臓**です。正確には心臓を包む膜を指しているのですが、ここでは心経と合わせて心臓として扱っていきます。

心臓は動き続けることで毒を外に出していきます。運動が不足をして心臓を動かしていないと、毒がたまってしまう傾向にあります。よく身体を動かすようにします。

また夏場にエアコンで涼しく過ごしていると心臓に毒がたまります。夏場は暑い環境の中でよく汗を流すようにしてください。

手の薬指「三焦経」（23ページ）

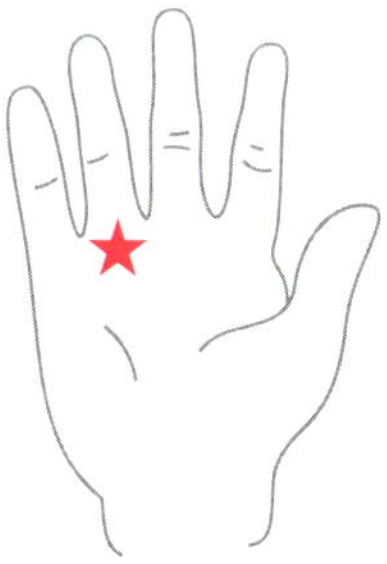

対応する臓器はありませんが、**体液循環の機能**に大きく関わっています。ここで反応があった時には、全身の血流と体液循環を促進してあげることが有効です。運動と冷え取りが有効です。

手の小指

手の小指には、内側と外側にそれぞれ別の経絡が通っています。

手の小指で痛みが緩和した場合には、次の２つの可能性を考えてください。

内側「心経」（18ページ）

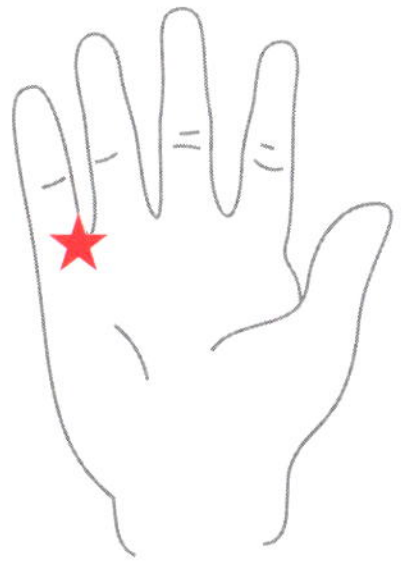

心包経（手の中指。65ページ）と同じです。

外側「小腸経」（19ページ）

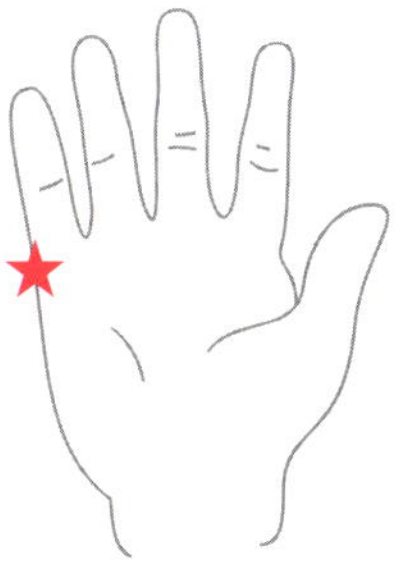

対応する内臓は**小腸**です。大食い、食べる回数の多さなどでオーバーワークになると小腸に負担をかけます。また油や刺激の強いもの、動物性のものも負担が強くなります。植物性の物を中心にして、小食にすることで負担を減らせます。また、よく噛んで唾液を分泌することでも消化器の負担を減らせます。

足の親指

足の親指にも、経絡が2つあります。

外側「脾経」（17ページ）

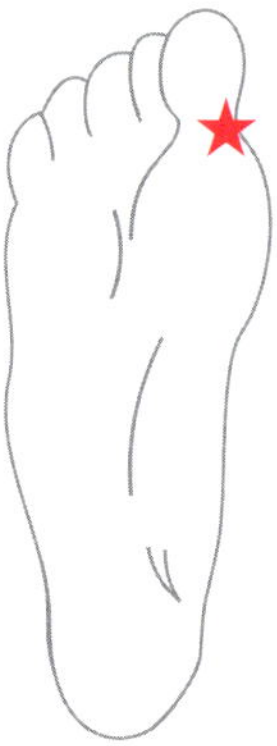

対応する臓器は、**脾臓、膵臓**です。

甘いもの、糖分の摂りすぎは膵臓に負担をかけます。とくに白砂糖は良くありません。上白糖、ショ糖などとも呼ばれていますが、これは血糖値を上げる薬のようなものです。精製された結果、吸収が良すぎるのです。急激に上がった血糖値を下げるために膵臓に負担がかかります。

また黒砂糖やてんさい糖など吸収がおだやかな物もありますが、摂りすぎれば負担がかかるのは同じです。

白砂糖は基本的には入れないようにして、その他の糖分についてはほどほどにという方向性で負担を減らします。

内側「肝経」（25ページ）

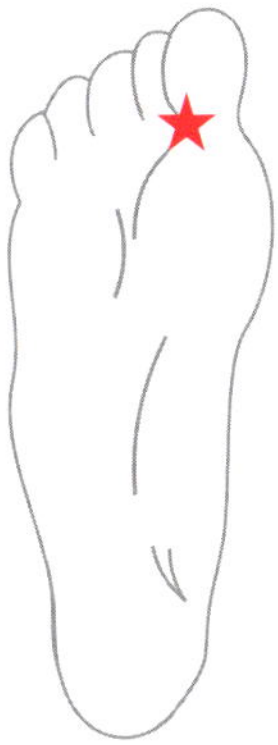

対応する内臓は**肝臓**です。

肝臓は何千種類といった化学処理で、解毒作業をしています。

現代人の食生活は肝臓を酷使するものと言ってよいでしょう。有害な添加物、化学調味料、薬、アルコール、砂糖、肉食など、通常の食生活を送っているだけでも肝臓はオーバーワークになり気味です。

これらを避けて肝臓への負担を減らすと同時に、夜によく眠ることです。

他の臓器でも同様なのですが、特に肝臓にたまった毒をきれいにするには睡眠が必要です。

足の人差し指、中指「胃経」（16ページ）

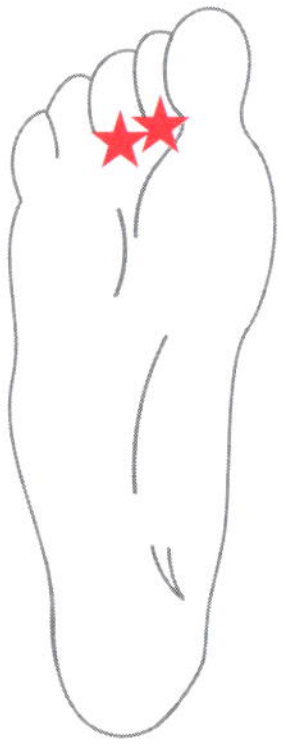

対応する内臓は胃です。

胃の負担を軽くするには、食べる量、回数、時間帯がポイントになります。

量については、胃が弱っている状況になければ8分目を無理に意識しなくても良いです。それよりも食べる回数を減らしてあげる方が効果があります。三食＋おやつでは、オーバーワークになります。一日に一食か二食の方が身体に楽です。

時間帯では朝の負担が強くなります。目覚めたばかりでは胃の活動が鈍いために、仕事をさせると疲れます。起きてから4時間くらいは何も入れない方が良いでしょう。

どうしても朝に何か食べたい場合には、消化吸収が楽なフルーツ類が良いでしょう。

足の薬指「胆経」（24ページ）

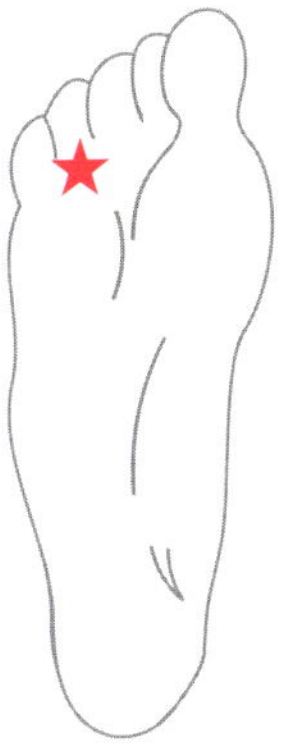

対応する内臓は**胆のう**です。

胆のうは胆汁を保管しておく場所で、油の強いものや乳製品で負担がかかります。これらを減らすことで負担を減らせます。

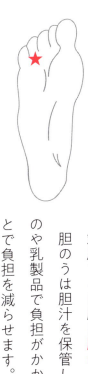

足の小指「膀胱経」（20ページ）

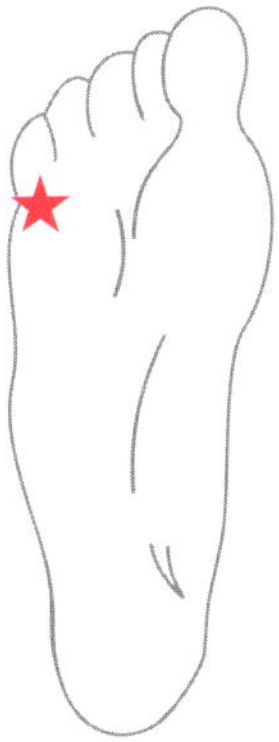

対応する内臓は**膀胱《ぼうこう》**です。

水分を入れ過ぎると負担がかかります。無理に一日に2リットルの水を飲む、また過度にお酒を飲むといったことを慎みます。

また冷えやすい場所ですから、下腹部を保温したり温めてあげると良いです。

足裏の湧泉「腎経」（21ページ）

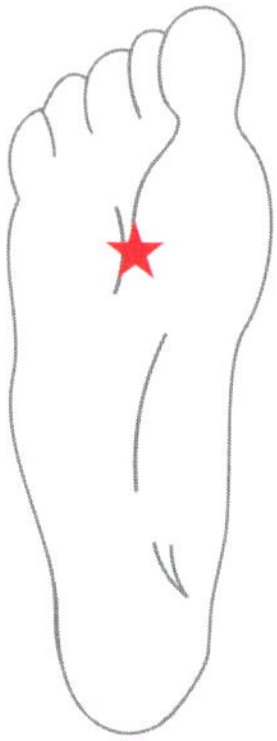

対応する内臓は**腎臓、子宮、卵巣**です。

腎臓は水分のとりすぎ、塩分のとりすぎによって負担がかかります。塩は自然塩であれば負担は少なくなりますが、精製された塩化ナトリウムだけのものは強く負担がかかります。

不必要な水分のとりすぎを控え、自然塩に切り替えます。一般的なイメージほどに塩分を敵対視する必要はありませんが、自然塩であっても量が多ければ負担になるのは同じです。

また腎臓、子宮、卵巣は冷えにとても弱い場所です。冷やさないように注意し、ちょくちょく温めてあげます。

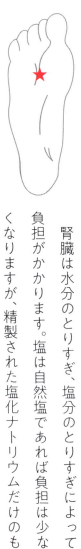

第5章

毒を出やすくする生活習慣

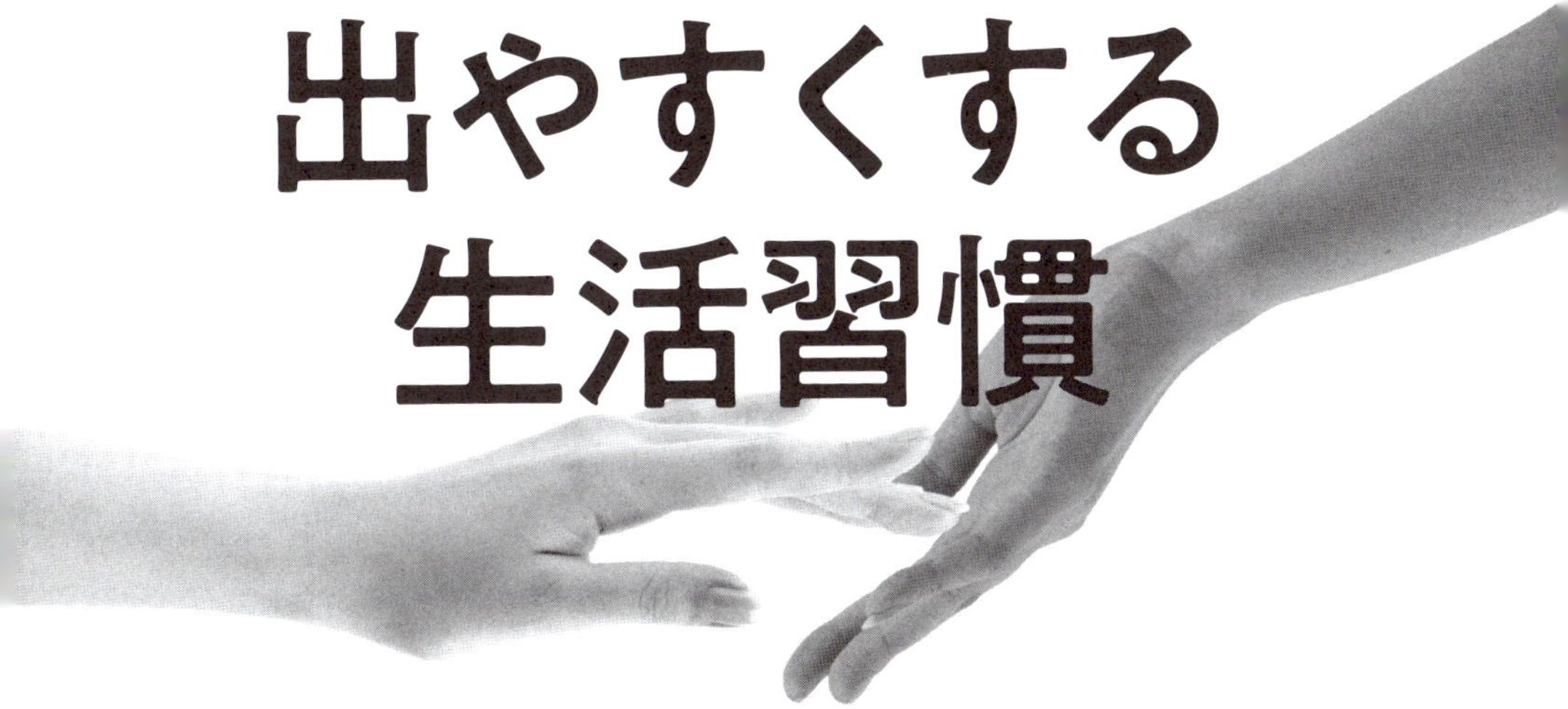

基本的な考え方

毒の問題を解決する基本的な考え方は、

入ってくる毒 > 出ていく毒

になるよう心がけることです。

ここで特に知っておいて欲しいことは、**入ってくる物は同じでも、身体の状態によって平気だったり毒になったりと分かれる**点です。
例えば同じ食事内容でも、目覚めてすぐは毒になっても、４、５時間経過した後ならば大丈夫というようなことです。

また最初に書いたように経絡と経絡は連絡をしますから、痛みを和らげる際に該当した経絡の内臓の毒出しが、必ず根本的な解決手段であるとは限りません。

そこは日常生活のあり方から、総合的に判断されると良いと思います。
脾経で反応が出て「最近、甘いものが好きでケーキとかをいつも食べているなあ」ということであれば、膵臓の毒出しである可能性がいよいよ濃厚になる、といった具合です。

とくに日常生活で思い当たるフシがない場合でも、一応は気を付けてもらうようなバランスのとり方でよいでしょう。

毎日の生活で身体の「毒」を減らそう

痛み・コリが経絡上の毒出しによって引き起こされることは、すでに学びました。そして気の流れを活性化させて出そうとしている毒を一気に抜いてあげると、痛みやコリがその場で軽減することもお伝えしました。

けれどもその場で少し毒を流しただけでは、その場かぎりの効果で終わってしまいます。時間が経過すると次に出す毒の準備ができて、再び痛みやコリを引き起こすのです。

施術をきっかけにして毒を減らす生活を心がけることによって、初めて問題は根本的に解決します。

ここでは簡単に実行できる毒出し生活をご提案いたします。前の章の経絡ごとの対応と合わせてご活用ください。

朝だけ断食

断食をすると毒出しが加速します。それは多くの断食実践者が経験していることですし、私個人にも経験があります。

身体にとって消化吸収は大仕事です。この負担をなくしてあげると、その分、毒出しの方にエネルギーを注ぎこめるのです。

ただし本格的な断食は多くの人にとってハードルの高いものです。ですからここでは無理のない習慣として、朝だけ断食をお勧めします。

朝、目覚めたばかりは消化器の働きが悪く、せっかく入れても邪魔になってむしろ毒になってしまう割合が大きくなります。普段、三食を召し上がっている方でも、これなら簡単に試せます。

多くの方が朝食を健康のために勧めており、それはそれで理由はあります。ただし身体の負担と毒出し生活という観点からは、食べない方が良いのです。そして実際に朝食を食べない生活をしてみた方からは、「慣れたら身体が楽になった」という感想をよく頂きます。

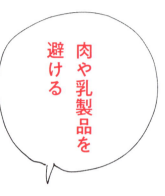

肉や乳製品を避ける

人間の身体は、それほど動物性の物が得意ではありません。特に牛や豚などの獣肉はもっとも負担が強くかかります。

これにはある法則があります。自分に近ければ近いほど、負担も強くなってい

くのです。ですから負担の強い順に並べると、

牛や豚などの獣肉

<

鳥　肉

<

魚介類

<

植　物

となります。

あまり食生活を変えたくない場合には、鳥から解禁にしても相当の負担を減らすことができます。

一般的に健康に良いとされていますが、乳製品も負担が強いものです。牛乳やヨーグルト、生クリーム、チーズなど、全てが同様です。味が好きでたまに入れ

るくらいなら良いのですが、健康のために食べるものではありません。
同じ栄養を摂るなら、植物性の物を中心にして動物性を少量にするのが毒を溜めないコツです。

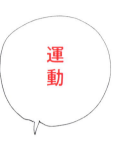

運動

人の身体はある程度の運動をすることで、健康が維持されるようにできています。ですから適切な運動は、健康のために不可欠な要素です。

運動にも様々な種類がありますが、絶対に必要なのは足に負荷をかけるということです。歩く、走るといった要素の入ったものにします。もちろんその上でストレッチなどを組み合わせても良いです。

ある程度の運動をすることで、血流、体液循環、代謝、体温などのバランスが整います。

また毒出しという意味では、運動によって流す汗には多くの毒が含まれる傾向にあります。１週か２週に一度でも汗をかくような強めの運動をすると、身体は楽になります。

薬は必要最低限に

薬といっても色々ですから、負担が強いものもあれば弱いものもあります。一般論として、効き目が強いものであればあるほど負担も強くなります。

病院で薬をもらっていると、次第にその種類が増えていく傾向にあります。症状が出る度にそれに応じた薬が増えますし、副作用を抑えるための薬も出ます。

そして多くの医師は、薬による負担をあまりに軽く見ています。

自然療法家の中には薬を完全否定するような論調の方もおられますが、仮にそれが症状を抑えるだけのものであったとしても、その分の価値はあります。それで仕事ができたり生活が成立するのであれば、必要な薬もあります。

ただ薬は負担がかかるもので、毒であるという側面も持ちます。ですから不必要な薬を多く飲んでいる状況は、良いことよりも毒がたまるという悪いことの方が多くなってしまいます。

薬に頼るのは本当に必要な最低限のものに抑えることが、毒を入れない生活を送る上で重要です。

半身浴などの冷え取り

冷えを取って温めてあげると、身体が全体として活性化し、血行も体液循環も気の流れも良くなります。

すると当然、毒出しの機能も高まります。

冷え取り健康法は数十年も前から親しまれてきましたが、愛好家の間では、冷え取りと毒出しはセットです。

冷え取り健康法のエースは、何と言っても半身浴でしょう。38〜39度の温度設定で、へそ〜鳩尾《みぞおち》あたりまでのどこかで水位を取ります。時間は最低で30分です。

この30分というのは、身体の芯まで熱が浸透するのに必要な時間です。20分で良いという人もいますが、それでは冷えが強い人には足りないケースがあります。ですので余裕をもって30分以上にしてください。

芯まで温めてあげるだけでも毒出し機能は向上しますが、半身浴中にどんどんと毒を出していきたい場合には、時間をもっと長くします。60分以上を目安にすると良いでしょう。中には2時間、3時間と長時間を日課にしている方もいます。

その他にも、

・足湯

・靴下の重ね履き

という取り組みもあります。

足湯の場合には半身浴のようにシビアな温度設定はありません。温かくて気持ち良ければ大丈夫です。足は冷えが強くなりやすいので、実感として十分に温まったと感じるまで続けてください。それ以上、長時間でも問題ありません。

靴下の重ね履きは、普通に売っている化学繊維の多く含まれたものはダメです。それでは身体にストレスがかかります。絹を最初に履いて、次に綿、そして次に絹といった具合に、絹、綿、絹、綿と交互に重ねていきます。

私は絹と綿とが二層構造になっているものを重ねて履いています。これは二層構造が良いという人もいれば、分かれている方が良いという人もいます。私は層を増やしたいので二層構造にしています。こちらの方が少ない枚数で多くの層が作れます。

履く枚数は何枚でも大丈夫です。多ければ多いほど、毒を出そうとする力は強まります。絹と綿の層が増えれば増えるほど、より多くの毒が出ていってくれます。

履く時間帯は、寝る時がもっとも重要です。寝ている間に身体は集中的にメンテナンスを行いますので、冷え取り靴下はそれを助けるのです。

毒が出ていく量が多くなればなる程、足の指や裏が痛くなることもよく報告されています。眠れないとその健康被害の方が大きくなるので、その場合には一枚ずつ減らしていって、毒の出ていく量を減らして様子を見ます。

冷え取り健康法は頑張って集中的に行うものではなく、日常生活に完全に溶け込ませてしまうものです。生きている限りは毒を出しながらバランスを取っていくわけです。冷え取りはそれを有利にしてくれる頼もしい生活習慣です。

夜、ちゃんと眠る

生活の中で毒出しがもっとも活性化するのは、夜、眠っている間です。

特に夜中と明け方は強力です。

人の身体は夜、睡眠をとるように設計されています。ですから同じ睡眠時間であっても、日中よりも夜間の方がより良く身体が癒されます。遅くても夜中の2時には眠りについているようにしてください。床に入る時間ではなく、あくまでも眠りに入る時間です。

半身浴の流れからの睡眠は、素晴らしい生活習慣です。この健康効果の高さから、私は**黄金の生活習慣**と呼んでいます。

半身浴→眠り、を基本に、足元に湯たんぽを置く、冷え取り靴下を履く、化学繊維を肌に触れさせない、お風呂あがりに青竹ふみをする、ストレッチをする、といった他の要素を組み合わせると、更に相乗効果があります。

毒を減らせば体質改善！慢性的な痛みからも解放される

毒出し生活を何日かしただけでは、おそらく多くの人が効果をあまり実感できません。けれども**生活習慣にして多くの毒を出していけば、多くの方が身体の変化を感じるはずです。**だんだんと毒の量が減っていって、体質改善が進んでいきます。するとそれほど多くの毒を無理に出す必要がなくなるので、毒出し症状が軽減します。首や肩、腰、ひざなどの慢性的な痛みからも解放されるのです。

私の患者さんでも、何をしても良くならなかった肩コリを抱えていた人が多くいます。この毒出し生活を勧めて、最初は実感がありません。実感としては何も変わらないのです。けれども時間が経過するにつれて、「前よりは良い気がする」「前よりも軽い」「そう言えば肩コリを最近、感じていない」といった風に変化していきます。

どれくらいの時間がかかるのか？　それは最初に抱えていた毒の総量にもよりますし、毒出しのペースにもよります。ですから人によって違うのですが、一般的には3～6カ月くらいで大きな実感に至るケースが多いようです。

けれどもあまりに大量の毒を抱え込んでいた方は、それが年単位になることもあります。私はそういう方は、一目見て「これは大変だな」とわかります。見るからに毒が多く顔色もくすみ、周辺に毒をまき散らしながら歩いているように感じます。まあこれは感覚的な部分なので、他の人が同じように見えるわけではないと思います。

このような過程で改善に至ったものは、簡単には元に戻りません。ただ揉んでほぐしただけなら、すぐに再発して当たり前です。しかしこれは根本原因である毒出しの状況をじっくりと改善させたわけですから、話がまったく違うのです。

そして**ただ痛みから解放されるだけではありません。身体は軽く感じられ、体力も出ます。**やっている事は体質改善なのですから、身体全体の健康が向上します。視力やアレルギーなど、期待していなかった思わぬものも改善するケースもあります。抱えている毒と多くの症状が、実は深い部分で繋がっていたのです。

第6章

心の毒出し

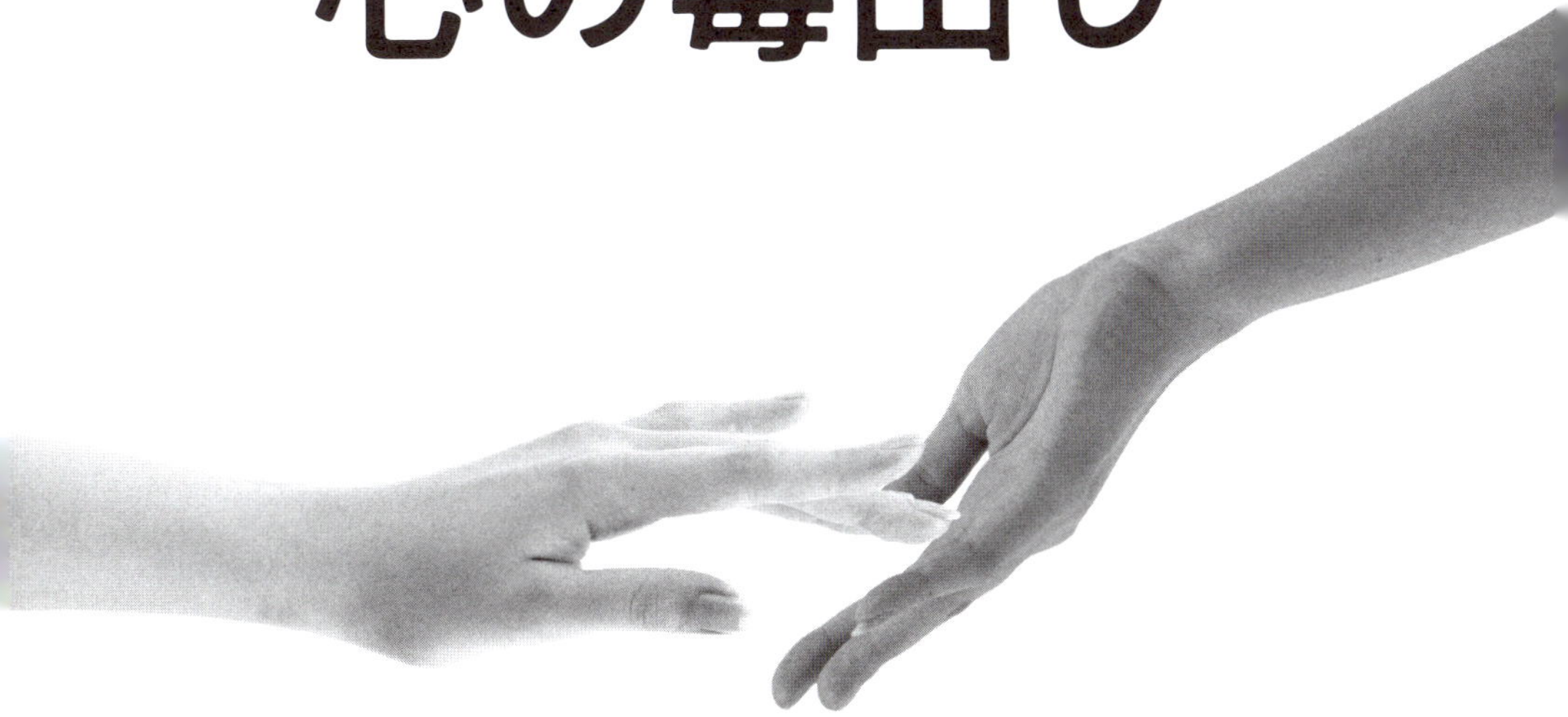

落ち込みやイライラが楽になる！

身体の気の流れは、心の毒も運んでいます。
ですから**心の毒出しにも、本書の技術は利用できます。**
やり方は簡単です。痛みを見るのと同じような要領で、心の毒を探っていきます。実際に行っている様子を再現しますので、要領をつかんでください。
施術者はS、患者はKにします。
S「その辛かった出来事を思い出してください」
K「はい」

S「どんな気持ちですか？」
K「胸がしめつけられるような辛さが出てきました」
S「それでは確認していきます。手の親指です。辛い感覚はどうですか？」
K「……別に変わりません」
S「それでは人差し指です。どうですか？」
K「少し、軽くなっている気がします」

…（途中のやり取りを省略します）…

S「足の親指の内側です。どうですか？」
K「あっ、これはスッと楽になりました！」

…（途中のやり取りを省略します）…

S「それでは、足の親指の内側と湧泉で明らかに軽くなりましたね。それと手の人差し指が少しです。その出来事にたまった心の毒は、肝経と腎経を主な出口にしていて、少し大腸経も使っています。それでは、施術に入ります。では、足の親指と湧泉に触れますね。経絡を活性化させて、毒を出していきます」

…（5分経過）

S「はい、終わりです。気分はどうですか？　その辛かった出来事を思い出してください」

K「あれ、さっきまでのような落ち込みが出てきません。不思議と楽な気持ちで、何だか爽やかです！」

S「良いですね。それでは大腸経もやっていきます。すると更に少し変わりますよ」

と、このような感じです。この技術は実際に心の毒に対しても使われていて、その時の様子を簡単に再現したものです。

この事から、**落ち込みやイライラなどの心の問題も、身体からの毒出しアプローチで改善可能だ**とわかります。

私も心に毒がたまってしまった時には、長時間の半身浴で晴れ晴れとした気持ちに戻したものでした。

モヤモヤした頭をスッキリさせる！

頭がモヤモヤしてさえないといった、アバウトな状態でも対応できる場合があります。

やはりこれも同様に、一つ一つ押し込んでみて検査をします。モヤモヤが晴れる場所を見つけたら、あとは痛み・コリのケースと同じです。

眼がハッキリと見えてクリアになる！

眼がぼやけているのも、経絡上に毒が運ばれているのを原因にしているケースが多くあります。視神経や目の周辺の血管を圧迫してしまう結果です。

これも押して試してみて、眼がよく見えるようになる場所を探し出します。

ただしこれは検査がやや難しくなります。押された時の変化を感じにくいのです。ですからちょっとしたコツがあります。

まず基本状態として目を閉じてもらいます。

そして検査で押してから、パッと目を開けます。

その最初のパッと開けた時の視界のぼやけ方、クリアさで判断してもらいます。

視界がクリアになる場所を見つけたら、あとは痛み・コリのケースと同じです。

他にも、**虫歯の痛みが治まった**ケース、**息苦しさが治まった**ケースなどがあります。

意外なところに効果がありますので、色々と試してみてください。

そして面白い発見があったら、ぜひ教えてください。

第7章

意識すれば「気」は強くなる

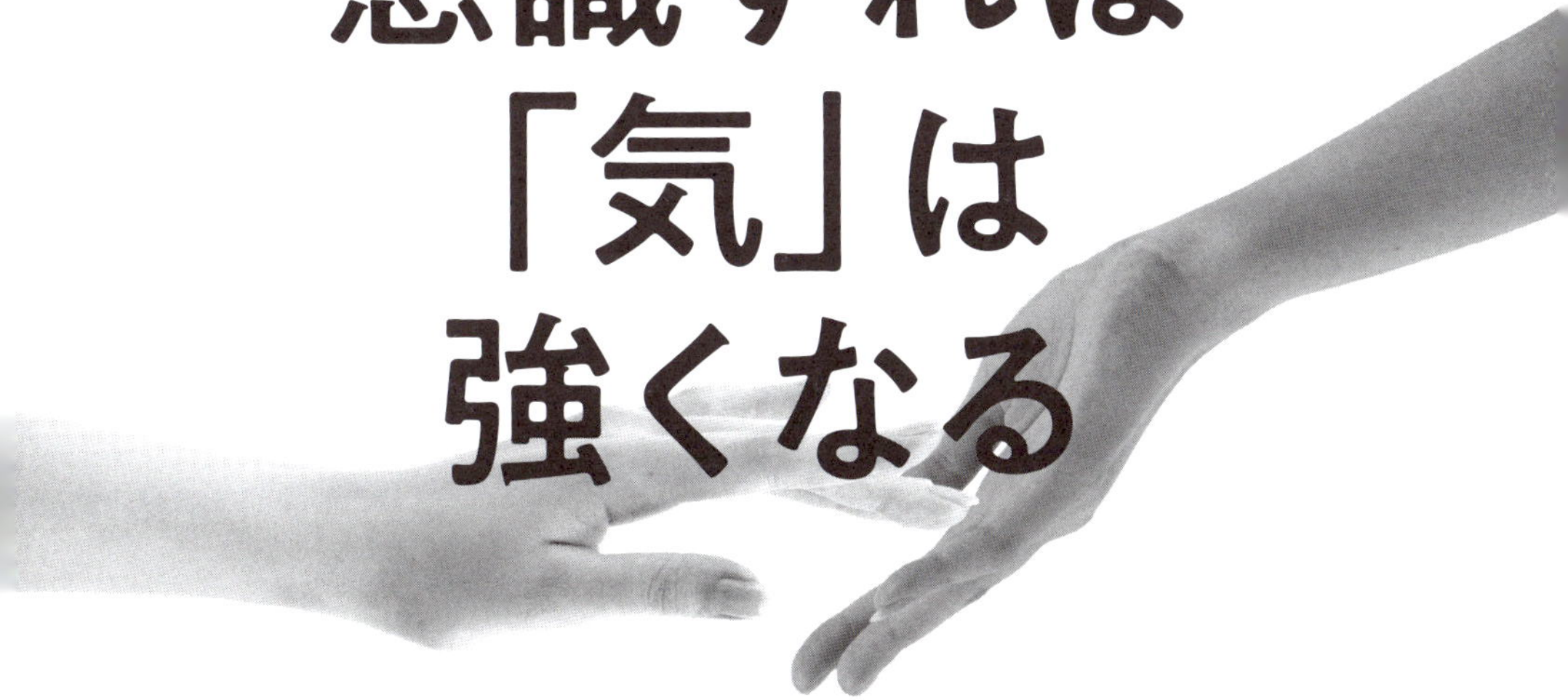

意識の強さ＝「気」の強さ

第1章にて、気は精神エネルギーだとお伝えしました。思う、考える、意図する、感情が動く、など全ての精神活動は、気を0《ゼロ》から生み出す行為です。この第7章のメインテーマである「意識する」も、その一つです。

気の流れとは別に、肉体には気の強さがあります。場所によって、強い弱いの差があります。肉体それぞれの箇所への意識で、その程度が定まります。

意識が強く置かれていればいるほど、その箇所の気は強くなります。どこでも良いのですが、試しに手の平を意識してみてください。それだけで、手の平の気は強くなります。手の平は感覚が発達しており、気の感受性にも優れています。多くの方は、温感、ビリビリ感、重さ、などを覚えるでしょう。

何も感じない人もいますが、ガッカリする必要はありません。気の感受性には、人によって違いがあります。感じられた方が面白いでしょうけれど、この本でご紹介するメソッドの妨げにはなりません。大丈夫です。

意識すると、その箇所の気は強くなる。こう覚えておいてください。

頭の気は強く、足の気は弱い

前項では、狙って肉体に強い意識を向けました。ある程度の気の感受性があれば、意識の強さが気の強さになると確認できたと思います。それでは特に肉体自体に意識が向いていない時、気はどうなっているのでしょうか。

明確な自覚がないだけで、肉体への意識は消えません。肉体がそこにある感覚がある以上は、意識も自動的に向けられています。

精神活動は、脳を使った段階で自覚されます。ですから、意識は頭に強く置かれる傾向があります。足元に行くに従って、次第に弱くなります。グラデーションのように、頭の気は強く、足の気は弱いのです。

気の強さは、生命力の強さです。多くの人は、足元に行くに従って生命力が弱くなっています。

前面の気は強く、後面の気は弱い

人は普通、前面に意識を強く持ちます。正確に言えば、目が向いている方です。視界に入ってくる光の情報を認知するのに、莫大な精神エネルギーが必要になります。意識が目の前方に集中するため、反対側がおろそかになります。

普通は正面を向いている機会が多いので、前面の気は強く、後面の気は弱くなるという訳です。こちらも同様に、生命力の強弱となります。

全身を意識して生命力を上げる

気は足に向けて次第に弱くなり、後面は弱く、この状態を放っておけば、次第に組織が弱ってきます。長引くケガや不調、病気などの一因になりかねません。

状況は、簡単に改善できます。**目を閉じ、全身に意識を向ける**のです。全身を同時にでも良いですし、ブロックに分けて順番に全てでも良いです。**一日に1分**を習慣にされれば、十分な効果があります。例えば布団に入った瞬間など、日常生活の何かとセットにされると良いでしょう。

ケガを早く、よりスッキリと治す

肉体のどこかに、痛みがあります。その痛みをもっとも強く感じるには、どうすれば良いでしょうか。静かな環境で目を閉じ、痛みに意識を集中させます。痛みはよりクリアに、鮮やかに感じられます。軽くするなら、逆です。意識を、痛み以外の何かに集中させれば良いのです。

人は半ば無意識に、このように痛みから逃れようとします。痛みが走った衝撃を受けて反射的に意識をぼやかし、感覚を不鮮明にします。

自分で自分にかける麻酔のようなもので、間違った行動ではありません。しかしケガが治って痛みが軽減されているにも関わらず、ぼやかし続けてしまえば不都合が生じます。意識が薄い分、ケガをした箇所の生命力が落ちたままになります。するとケガの治りが遅く、不十分に停滞し、組織が弱いまま自然治癒から放置されます。何度も繰り返す癖になった捻挫があれば、まずこれを疑います。

解決方法は、改めて意識を向けるだけです。**ケガをした箇所に手を当て、立体で意識を強く向けるようにします。**手を当てなくても成立しますが、当てた方がやり易いです。これでぼやけた意識がクリアになり、生命力が戻ります。より高いレベルで治癒反応が起こり、筋肉も強く機能するようになります。

時間としては、1分で十分な効果が期待できます。心配であれば、分けて複数回、行うと良いでしょう。他人に治療として行う際には、これを指導して、自分でやってもらってください。

世界で一番簡単な丹田健康法

丹田《たんでん》という言葉は、ご存知だと思います。ただ丹田とだけ表現すれば、へその少し下の辺り。上丹田、中丹田、下丹田と表現すれば、それぞれ頭、胸、へその少し下です。

よく「丹田を鍛える」と言いますが、これはおおよそ下丹田を指しています。(以降はただ単に、丹田と表記します）心身の健康上、丹田は極めて重要です。精力と密接な関係があり、生き物として生存する力、バイタリティに多大な影響を及ぼします。

普通、人は頭から足にかけて気が弱くなっていきます。丹田は重要箇所でありながら、そろそろ意識も弱ってくるところです。だからこそ、ここを強化する健康法が、多くの人にとって利益になります。健康、不健康と言いますが、特別な病気でなければ、元気さえあれば大抵の問題は解決します。万人にとって効果的で間違いがないため、広く知れ渡るに至ったのでしょう。

一般的には、丹田に意識を集中する、気を集める、色をイメージする、といった形を多く見かけます。静かに瞑想のように行うものもあれば、動作を伴うものもあります。僕が20代の頃に試したのは、座禅を組み、呪文のような言葉を唱えながら、赤い色をイメージしつつ、組んだ両手で強く腹を叩くというものでした。

けれどもここでご紹介するのは、世界で一番簡単な丹田健康法です。あなたに座禅を組ませて、腹を叩かせたりはしません。必要なのは、発想のちょっとした転換です。精神活動によって、気はゼロから生み出されます。気は皆が何となく思っているよりも、はるかに自由なものです。丹田に気を集中させるでも、強くイメージするでもなく、決めてしまえば良いのです。「丹田に強い気を置く」と、ただ決めてしまえば、何の苦労もなく強化されます。

丹田の場所を明確に意識して、「丹田に強い気を置く」と決めてください。

イメージは、一切、必要ありません。本当に、ただそう決めるだけで成立します。お試しください。

時間の決まりはありません。1分なら1分なりの効果がありますし、60分なら60分なりの効果があります。

他人への治療として行う際には、まったく同じ意識を他人の丹田で行ってください。

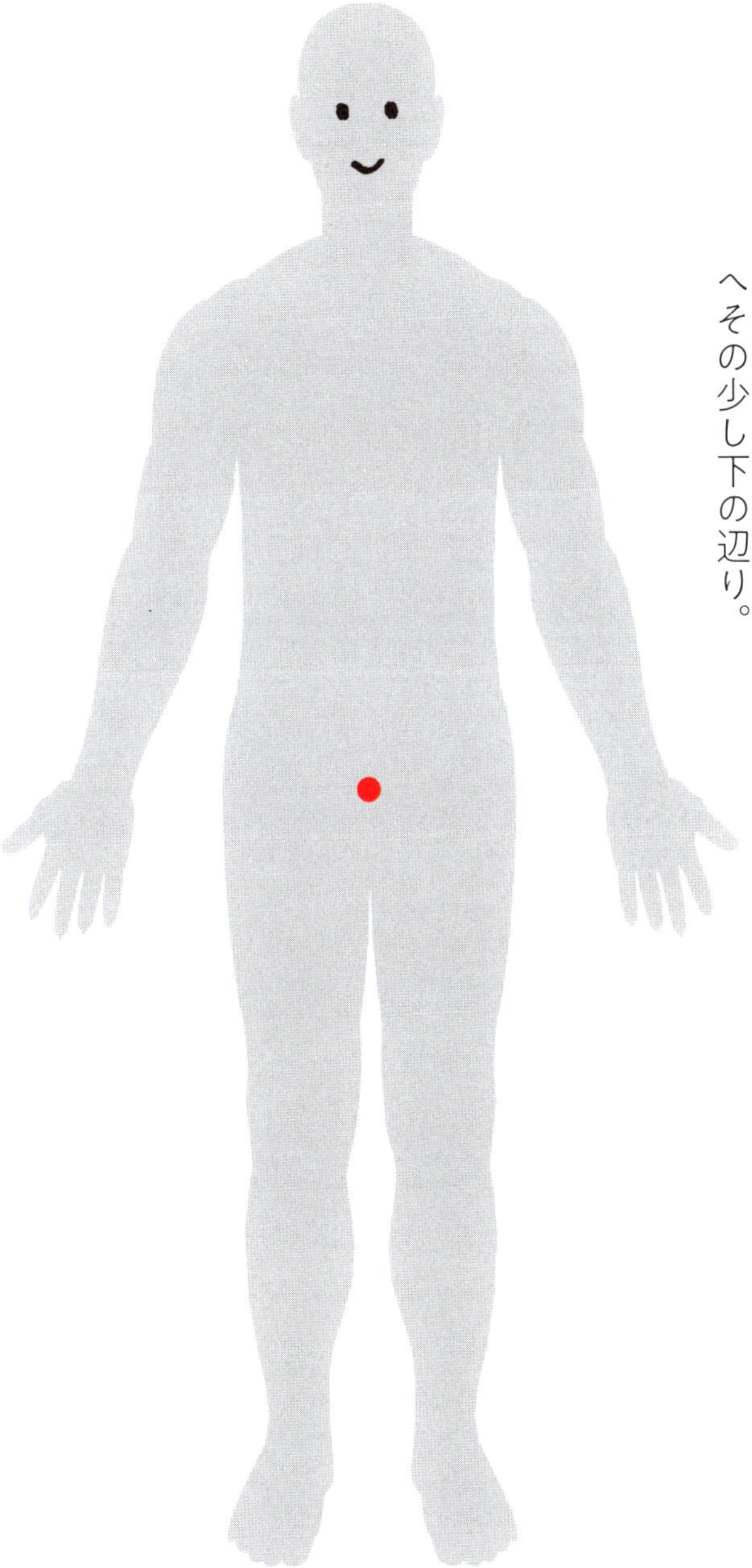

丹田（下丹田）の位置

へその少し下の辺り。

丹田で心を整える、本当の自分を知る

本当の自分とは、何でしょうか？　ここでは、「思考によって歪ませられていない、素の心の反応」「相対的に小さくて、認識していなかった心の反応」とします。思考は、様々な評価を行っています。自ら決断して獲得した評価パターンもあれば、他人や社会から学習した評価パターンもあります。素の心の反応と合致していれば、問題ありません。しかし両者が食い違うと、思考と心とが分離を起こします。

例えば、「高学歴者は格上の存在だ」という評価があります。自ら決めるより先に、社会からその評価パターンを学習する方が早いでしょう。残念ながら高学歴に恵まれなかった人が、自らを卑下していたとします。この人は学歴で左右されない職業に就いて、普通に生活しています。ところが低学歴を思うと、自分は格下の人間だと惨めな気分になります。

これが、思考によって歪ませられた心の反応です。低学歴という事実を、思考によって評価パターンにかけます。すると当然、出てくるのはネガティブな結論です。

さて、この結論は正しいのでしょうか。どのような評価も自由な裁量上にあるという意味では、正しいも間違いもありません。しかし少なくとも、自己評価を下げて気分を損ねていますから、不都合ではあるでしょう。自分で自分を苦しめてしまい、自由な裁量を行使しているように見えて、実は束縛されているのです。学歴の話はあくまでも一例で、人は多かれ少なかれ、このような自縄自縛で苦しんでいます。

思考による評価パターンは、顕在意識の領域です。グラデーションのように認識できなくなる潜在意識の深いところでは、その影響を受けなくなります。本当の心の反応は、潜在意識から湧き上がるように出てくるものです。顕在意識を静かにさせて、潜在意識に耳を傾けるようにすると、本当の心が聞こえてきます。高度な瞑想のように思えるでしょうが、実はさほど高いハードルではありません。少しコツをつかめば、多くの人が活用できる技術です。その時、丹田が重要な役割を果たしてくれます。

丹田は潜在意識とつながっています。……と断言されても、よく解らないでしょうか？　いいえ、あなたにもその実感があるはずです。腹を使ったいくつかの表現が、それを証明しています。「腹を割って話す」「腹を探る」の腹は、本心を意味しています。本当の心は腹にあるなどとは、解剖学的には意味不明です。しかし感覚的にしっくりくるので、受け入れられ、使う人が増え、社会に定着するに至りました。丹田の知識がなくとも、人は感覚的に知っているのです。

やり方は簡単です。**落ち着いた静かな環境で、目を閉じます。丹田に何となく意識を向けながら、心の反応に焦点を合わせます。**手を当てると、より意識しやすくなります。これだけで、潜在意識へのセンサー感度が上がります。あとは何も進んでは思考せず、勝手に浮かぶものは放っておきます。

テーマを特定すれば、心の本当の反応も伺えます。学歴コンプレックスの例で言えば、学歴、低学歴の自分、というテーマを軽く丹田に投げかけるようにイメージします。顕在意識の評価パターンと違うものが伺えたなら、それが本当の自分です。このテーマで行えば、潜在意識は、おそらくは何とも思っていないでしょう。あなたを自縄自縛している思い当たるテーマで、行ってみてください。

この丹田を使った瞑想のようなワークは、本当の心と同時に、その複雑さも教えてくれます。例えば、「お母さん」を思ってみます。特に問題のない、普通の親子関係を想定します。愛情、親しみといった大きな反応は、すぐに察知されます。ところが中には、憎しみ、怒り、なども発見されます。本人は気にしている自覚さえなかった理由で、憎しみや怒りがあったと、気付かされます。関係に問題があり、憎しみしかないと思っていた人が行えば、愛情を見つける逆の発見もあるでしょう。

良い人を演じていて窮屈になっている人、周りに合わせ過ぎて他人軸で生きている人、何かにいじけて人格を歪ませてしまっている人など、本当の自分を知るだけで抜け出せるケースを、私は多く見てきています。

胸で悲しみの辛さを癒す

前項では、「腹を割って話す」「腹を探る」といった表現に触れました。胸にも同じような表現があります。「胸が痛む」「胸わき踊る」「胸に手を当てて考える」など、普通に使われています。腹は潜在意識と、胸は感情と繋がっています。

悲しみは、辛いものです。しかし悲しみが辛いのではありません。辛さが先にあって、それに反応する形で悲しみが生まれます。人は悲しみを使って、辛さを癒します。けれど辛さが過ぎると、時として感じるのを止めます。感受性を落として、辛さから逃げる選択です。

この時、胸の気が弱くなります。悲しみは軽減しますが、喜びも感動も愛情も良心も薄くなります。要は、心を無くしてしまうのです。

胸の気を強くすれば、心は蘇り、再び動き始めます。**静かな環境で目を閉じ、胸に意識を向けます。**手を当てると、より意識しやすくなります。そして**「胸に強い気を置く」**と決めてください。無理に感情を盛り上げようとせず、自然体に心に全てを委ねてください。気の充実を待って、心は蘇り、動き出すのを実感するはずです。

感情が復活した時、より強く辛さが感じられ、耐え難い悲しみが湧き出てくるかもしれません。辛さから逃れて心を閉ざしていたのですから、当然です。しかしぜひ、そのまま心を動かしていてください。辛さは悲しみによって軽減され、やがて楽になります。

これは同じ要領で、治療としても行えます。

足裏意識で経絡は活性化する

最後に、全身の経絡を活性化する意識をご紹介します。ポイントは両足の裏です。丹田健康法と同様に、**「両足の裏に気を強く置く」**と決めてください。それだけで全身の経絡は活性化します。

また地に足が付いた感覚になり、肉体全体への意識が向上するのを感じるでしょう。精神的にも、どっしりと落ち着き感覚も強くなります。

放っておけば、意識がもっとも強いのは頭です。強いポイントを両足の裏に作ることで、全身にまんべんなく気が巡るようになります。

下半身の冷え取りと平行して行うと、さらなる健康効果となります。

小池 義孝（こいけ・よしたか）

一義流気功治療院院長

昭和48年生まれ。
平成18年、「気功治療院 一義流気功」を東京都に開設。
翌年に気功治療の技術を伝える、「一義流 気功教室」を開設。
気功治療の内容はどの流派にも属さず、
独自の道を歩み続ける。
見えない気功という世界でありながら、
明確な論理に裏付けられているのが特徴。
主に現代医療や一般的な療法で行き詰まった人達に
施術をしている。
ベストセラー『ねこ背は治る！ 知るだけで体が改善する
「4つの意識」』『見るだけで体が変わる魔法のイラスト』
（自由国民社）他、著作多数。

一義流気功　町屋治療院
http://www.ichigiryu.com/

一義流　気功教室
http://www.healing-t.com/

Twitter
http://twitter.com/koikeyoshitaka/

FACEBOOK
http://www.facebook.com/koikeyoshitaka/

自分でできる！
はじめての気《き》功《こう》

二〇一三年（平成二十五年）十二月二十五日　初版発行
二〇一九年（平成三十一年）四月九日　改訂版第一刷発行

著　者　小池 義孝
発行者　伊藤 滋
発行所　株式会社自由国民社
東京都豊島区高田三―一〇―一一　〒一七一―〇〇三三
http://www.jiyu.co.jp/
振替〇〇一〇〇―六―一八九〇〇九
電話〇三―六二三三―〇七八一（代表）

造　本　ＪＫ
印刷所　大日本印刷株式会社
製本所　新風製本株式会社